get it 轻知

糖尿病吃好

一天三顿饭

李宁 吕月 编著

U0241744

中国轻工业出版社

图书在版编目（CIP）数据

糖尿病吃好一天三顿饭 / 李宁，吕月编著 . —北京：
中国轻工业出版社，2025.2

ISBN 978-7-5184-4155-6

Ⅰ.①糖⋯　Ⅱ.①李⋯　②吕⋯　Ⅲ.①糖尿病—食物
疗法　Ⅳ.①R247.1

中国版本图书馆 CIP 数据核字（2022）第 183011 号

责任编辑：付　佳
策划编辑：翟　燕　付　佳　　责任终审：张乃柬　　封面设计：伍毓泉
版式设计：悦然生活　　　　　责任校对：宋绿叶　　责任监印：张京华

出版发行：中国轻工业出版社（北京鲁谷东街5号，邮编：100040）
印　　刷：北京博海升彩色印刷有限公司
经　　销：各地新华书店
版　　次：2025年2月第1版第3次印刷
开　　本：710×1000　1/16　印张：12
字　　数：200千字
书　　号：ISBN 978-7-5184-4155-6　定价：49.80元
邮购电话：010-85119873
发行电话：010-85119832　010-85119912
网　　址：http://www.chlip.com.cn
Email：club@chlip.com.cn

前 言

　　权威数据显示，我国糖尿病的患病率一直处于上升状态，至 2017 年已达到惊人的 11.2%。对于数量庞大的糖尿病患者来说，饮食是糖尿病治疗中的关键一环，也是糖尿病治疗的基石。

　　实际上，绝大多数的 2 型糖尿病患者血糖忽高忽低，都是因为没有吃对。得了糖尿病吃得越少越好吗？糖尿病患者能吃水果吗？肉类食物热量高，就只能吃蔬菜吗？……

　　本书详细回答了这些大家普遍关注的问题，并教你不挨饿、不痛苦的吃法。通过花样食谱告诉糖尿病患者一日三餐吃什么、怎么吃！书中还详细介绍如何确定自身所需热量，如何搭配三餐，包含一周七日、一日三餐的健康食谱以及控糖食物。这些食谱不但有详细做法、配图、控糖说明，还标有热量，简单易懂，轻松易学，让大家不再为日常饮食烦恼。

　　希望这本书能为糖友们解决一日三餐"吃什么""吃多少""怎么吃"的疑惑，科学健康饮食，轻松调控血糖，享受舒心生活！

目 录

第一章

糖尿病三餐
黄金饮食原则

第二章
糖尿病
一周带量食谱

第三章

优选三餐主食，
控好一半血糖

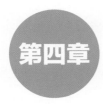

第四章

严选三餐副食，
吃得过瘾，血糖稳定心不慌

第五章 糖尿病合并症 三餐怎么吃

第六章 糖尿病特殊人群三餐怎么吃

第一章

糖尿病三餐
黄金饮食原则

一日三餐，
跟着糖尿病膳食指南来吃

2017年，在中国营养学会第13届全国营养科学大会暨全球华人营养科学家大会上，《中国糖尿病膳食指南》正式发布。该指南为糖尿病患者推荐"吃动平衡，合理用药"等八大营养健康意见，帮助糖尿病患者更好地控制血糖。下面，结合《中国2型糖尿病防治指南（2020年版）》《中国居民膳食指南（2022）》等相关指南的核心内容来详细阐述一下糖尿病的膳食要求。

吃动平衡，合理用药，控制血糖，维持健康体重

合理控制热量

计算标准体重（千克）= 身高（厘米）–105

计算全天所需热量（千卡）= 标准体重（千克）× 单位体重所需热量（千卡 / 千克）

糖尿病患者每天热量供给量（千卡 / 千克标准体重）

身体活动水平	体重过低	正常体重	超重或肥胖
重体力劳动	45~50	40	35
中体力劳动	40	30~35	30
轻体力劳动	35	25~30	20~25
卧床	25~30	20~25	15~20

注：❶ 参考《中国2型糖尿病防治指南（2020年版）》。

❷ 根据我国体质指数（BMI）的评判标准，< 18.5 千克 / 米^2 为体重过低，18.5~23.9 千克 / 米^2 为正常体重，24.0~27.9 千克 / 米^2 为超重，≥ 28.0 千克 / 米^2 为肥胖。

科学运动

年轻、肥胖患者练顶层	有氧单车、有氧操、中长跑等
体力一般、中年患者练中层	乒乓球、羽毛球、篮球、网球等
老年患者练底层	太极、散步、瑜伽、慢跑等

主食定量，粗细搭配，全谷物、杂豆类占 1/3~1/2

在医生或营养师的帮助下，确定自己的主食量。

选择低 GI（食物血糖生成指数）食物，减少精白米面，搭配粗粮杂豆。全谷物、杂豆类应占主食的 1/3~1/2。玉米、大麦、燕麦、黑麦、黑米、高粱、青稞、黄米、小米、荞麦、薏米等是日常粗粮的良好来源。常见的杂豆有红豆、芸豆、绿豆、豌豆、鹰嘴豆、蚕豆等。

多吃蔬菜、水果适量，种类、颜色要多样

每天 300 ~ 500 克新鲜蔬菜（生重），其中深色蔬菜（如绿叶菜、胡萝卜、紫甘蓝、番茄等）占一半以上；最好每餐都有蔬菜；土豆、山药、南瓜等淀粉含量高的蔬菜算入主食。两餐之间可选择低 GI 水果，水果颜色、种类尽量多样化。

常吃鱼禽，蛋类和畜肉适量，限制加工肉类

常吃鱼、虾、蟹、贝及禽肉，猪、牛、羊等畜肉要适量摄入，尽量少吃肥肉。每天 1 个鸡蛋，可以吃全蛋。如果肉类摄入较少，可以适量增加蛋清和大豆制品。腊肉、香肠、烤肉等烟熏、腌制、炭烤肉类制品要少吃，限制摄入量。

奶类、豆类天天有，零食加餐合理选择

建议每天喝 300~500 克的牛奶，或与之相当的酸奶、奶酪等奶制品；每天摄入豆浆、豆腐干、豆腐等大豆制品。

零食可选择开心果、核桃等坚果，但要注意摄入量（每天不超过 25 克）。

根据自己的情况选择适合的加餐餐数，部分低 GI 主食、水果可作为加餐食物，加餐热量应计入全天总热量。

清淡饮食，足量饮水，限制饮酒

使用蒸、煮、炖、焯等烹饪方式，坚持少油、少盐的清淡饮食，成人每日烹调油 25 ～ 30 克，盐 < 5 克。保证每日饮水量 1500 ～ 1700 毫升；尽量避免含糖饮料，建议喝白开水、淡茶水。

不推荐糖尿病患者饮酒。若实在戒不了酒，一天最大饮酒的酒精量建议不超过 15 克。

15 克酒精 ≈ 450 毫升啤酒（4%）≈ 150 毫升葡萄酒（12%）≈ 50 毫升白酒（38%）≈ 30 毫升白酒（52%）。

定时定量，细嚼慢咽，注意进餐顺序

规律饮食、定时定量；细嚼慢咽，控制进食速度、延长就餐时间，建议每餐 20 ～ 30 分钟。

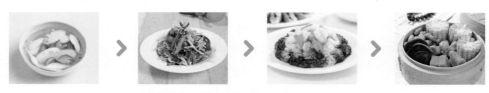

注意进餐顺序，汤 → 蔬菜 → 肉类 → 主食

注重自我管理，定期接受个体化营养指导

注重合理饮食、规律锻炼、遵医嘱用药、监测血糖、学习糖尿病知识等自我管理。定期请营养师或医生制订适合自己的营养指导，按指导执行，养成良好的饮食和生活习惯。

学会食物交换份，
不为三餐吃啥发愁

1 个食物交换份 =90 千卡

　　食物交换份法是计算食物成分的一种简易方法，最常用的交换份是把不同食物都分成热量相同的份。即凡能产生 90 千卡热量的食物为 1 个食物交换份。换句话说，每个食物交换份的食物所含的热量都为 90 千卡左右，但其重量可以不同。例如，1 个食物交换份的食物可以是米面 25 克、绿叶菜 500 克、水果 200 克、牛奶 160 克、瘦肉 50 克、鸡蛋 50 克、食用油 10 克等。

　　因此，运用食物交换份法，糖尿病患者就可以比较自由地选择不同的食物，进行合理的食物搭配，使饮食不再单调，同时也不必担心摄入过多的热量。可见，食物交换份对糖尿病患者而言好处多多。

1　**易于达到膳食平衡**
　　只要每日膳食包括四大组食物，即可构成平衡膳食。

2　**便于计算和控制总热量**
　　四大组和八小类食物中每份所含热量均为 90 千卡左右，帮助患者快速估算每日摄取多少热量。

3　**做到食物多样化**
　　同类食物可以任意交换，避免选食单调，使糖尿病患者不再为进餐而头疼。

4　**利于灵活掌握**
　　糖尿病患者掌握了营养配餐的大原则，即可根据病情灵活选择食物，合理烹调。

应用食物交换份的注意事项

生熟可以互换

比如 50 克大米（生重）可以同 130 克米饭（熟重）交换；50 克面粉（生重）可以同 75 克馒头（熟重）交换；50 克生肉可以同 35 克熟肉交换。

同类食物可以互换

比如 50 克小米可以和 50 克大米互换，25 克燕麦片可以和 35 克烧饼互换。

某些营养素含量相似的食物也可以互换

这种互换稍显复杂。常见情况如：25 克主食可以和 200 克橘子互换；25 克燕麦片可以和 200 克苹果互换；50 克瘦肉可以和 100 克豆腐互换；500 克菠菜可以和 200 克猕猴桃互换；20 粒花生米可以和 10 克油互换。

四大组食物及其营养价值

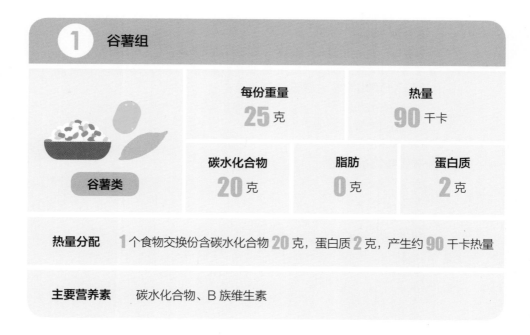

1 谷薯组		
	每份重量 **25** 克	热量 **90** 千卡
谷薯类	碳水化合物 **20** 克	脂肪 **0** 克　　蛋白质 **2** 克

热量分配　1 个食物交换份含碳水化合物 **20** 克，蛋白质 **2** 克，产生约 **90** 千卡热量

主要营养素　碳水化合物、B 族维生素

2 蔬果组

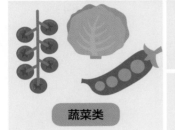

蔬菜类

每份重量	热量
500 克	**90** 千卡

碳水化合物	脂肪	蛋白质
17 克	**0** 克	**5** 克

热量分配　**1** 个食物交换份含碳水化合物 **17** 克，蛋白质 **5** 克，产生约 **90** 千卡热量

主要营养素　矿物质、维生素、膳食纤维

水果类

每份重量	热量
200 克	**90** 千卡

碳水化合物	脂肪	蛋白质
21 克	**0** 克	**1** 克

热量分配　**1** 个食物交换份含碳水化合物 **21** 克，蛋白质 **1** 克，产生约 **90** 千卡热量

主要营养素　维生素、膳食纤维

③ 肉蛋奶豆组

	每份重量 160克		热量 90千卡	
奶类	碳水化合物 6克	脂肪 5克		蛋白质 5克

热量分配	1个食物交换份含碳水化合物6克，蛋白质5克，脂肪5克，产生约90千卡热量
主要营养素	蛋白质、钙、B族维生素

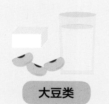

	每份重量 25克		热量 90千卡	
大豆类	碳水化合物 4克	脂肪 4克		蛋白质 9克

热量分配	1个食物交换份含碳水化合物4克，蛋白质9克，脂肪4克，产生约90千卡热量
主要营养素	蛋白质、钙

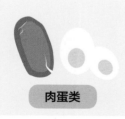

	每份重量 50克		热量 90千卡	
肉蛋类	碳水化合物 0克	脂肪 6克		蛋白质 9克

热量分配	1个食物交换份含蛋白质9克，脂肪6克，产生约90千卡热量
主要营养素	脂肪、蛋白质、B族维生素

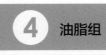

4 油脂组

坚果类

每份重量		热量	
15 克		**90** 千卡	

碳水化合物	脂肪	蛋白质
2 克	**7** 克	**4** 克

热量分配 1 个食物交换份含碳水化合物 2 克，脂肪 7 克，蛋白质 4 克，产生约 90 千卡热量

主要营养素 脂肪、蛋白质

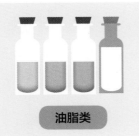

油脂类

每份重量		热量	
10 克		**90** 千卡	

碳水化合物	脂肪	蛋白质
0 克	**10** 克	**0** 克

热量分配 1 个食物交换份含脂肪 10 克，产生约 90 千卡热量

主要营养素 脂肪

合理补充八大营养素，控糖预防合并症

膳食纤维　延缓血糖上升速度

- **控糖关键词**　延长胃排空时间，延缓餐后血糖上升速度
- **食物来源**　蔬菜、水果、全谷物、豆类等
- **推荐摄入量**　每天宜摄入 25～30 克

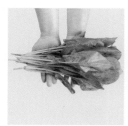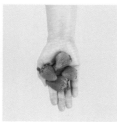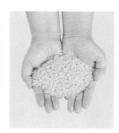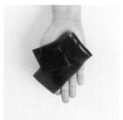

25~30 克膳食纤维 ≈ 120 克菠菜 +80 克草莓 +100 克糙米 +30 克水发海带

维生素 E　保护胰岛细胞

- **控糖关键词**　保护胰岛细胞免受自由基损伤，保护心血管
- **食物来源**　谷类、豆类、蛋黄、动物肝脏、坚果种子、植物油等
- **推荐摄入量**　每天宜摄入 14 毫克

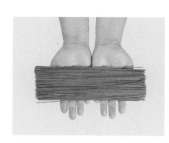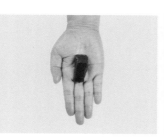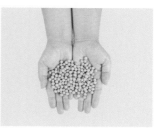

14 毫克维生素 E ≈ 120 克荞麦面 +9 克猪肝 +20 克黄豆

维生素 C　加速葡萄糖的利用

控糖关键词　维持胰岛细胞细胞膜的稳定性，促进组织对葡萄糖的利用
食物来源　新鲜蔬果，如柑橘类、柿子椒、彩椒、西蓝花、白菜、菠菜、紫甘蓝等
推荐摄入量　每天宜摄入 100 毫克

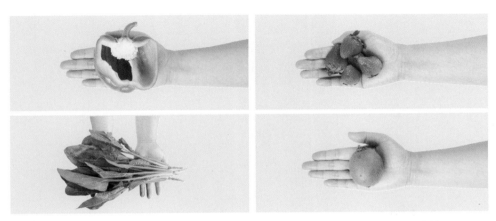

100 毫克维生素 C ≈ 100 克柿子椒 +100 克菠菜 ≈ 80 克草莓 +100 克猕猴桃

维生素 B$_1$　维持正常糖代谢

控糖关键词　维持正常糖代谢和神经传导功能，维持微血管健康
食物来源　谷类、豆类、干果、酵母、动物内脏等
推荐摄入量　男性每天宜摄入 1.4 毫克，女性每天宜摄入 1.2 毫克

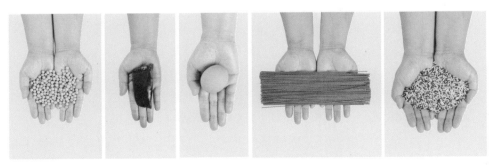

1.2 毫克维生素 B$_1$ ≈ 50 克黄豆 +50 克猪肝 +1 个鸡蛋 +120 克荞麦面 +150 克藜麦

锌　提高葡萄糖的利用

- 控糖关键词：提高胰岛素原的转化率，增强葡萄糖的利用率
- 食物来源：牡蛎、牛肉、蛋黄、鱼虾、海带、羊肉、豆类、动物内脏、南瓜子等
- 推荐摄入量：男性每天宜摄入 12.5 毫克，女性每天宜摄入 7.5 毫克

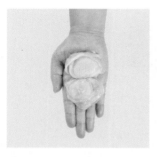 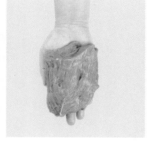 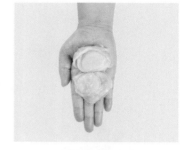

男：12.5 毫克锌 ≈ 80 克扇贝 +65 克牛肉　　　　女：7.5 毫克锌 ≈ 65 克扇贝

钙　刺激胰岛细胞

- 控糖关键词：刺激胰岛细胞，促进胰岛素正常分泌
- 食物来源：奶及奶制品，鱼虾、大豆及其制品、绿色蔬菜等
- 推荐摄入量：每天宜摄入 800 毫克

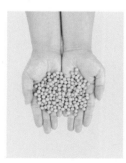 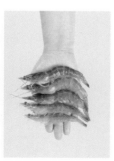 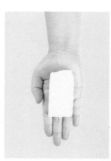 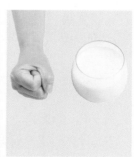

800 毫克钙 ≈ 30 克黄豆 +100 克虾 +100 克豆腐 +300 克牛奶

镁　促进胰岛素分泌

控糖关键词	对促进胰岛素的分泌有重要作用
食物来源	坚果类、奶制品、海鲜、黑豆、香蕉、绿叶菜、小麦胚芽等
推荐摄入量	每天宜摄入 330 毫克

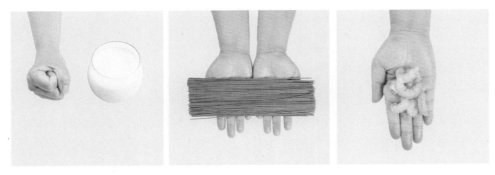

330 毫克镁 ≈ 300 克牛奶 +120 克荞麦面 +40 克虾仁

硒　修复胰岛细胞

控糖关键词	促进葡萄糖的运转，帮助修复胰岛细胞
食物来源	蛤蜊、虾仁、海参、鳝鱼、罗非鱼、鸡肉、牛瘦肉、腰果等
推荐摄入量	每天宜摄入 60 微克

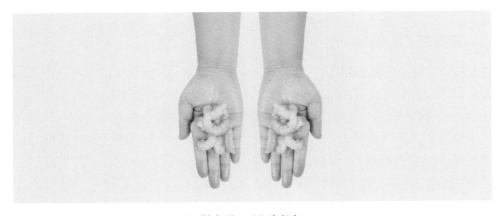

60 微克硒 ≈ 80 克虾仁

饮食"五低一高"，
让血糖稳稳的

低 GI 和低 GL，帮助控血糖

选择低 GI 的食物

含碳水化合物高的食物对血糖的影响最大，但不是所有的碳水化合物食物对血糖影响都一样。要想知道哪类碳水化合物食物易导致血糖飙升，哪类不会，一个办法是去查食物血糖生成指数（GI），简称生糖指数。即人为设定食入 50 克葡萄糖的血糖升高能力作为 100，其他同样含 50 克碳水化合物的食物摄入后血糖升高能力与其进行比较得出的结果。目前很多食物都可以查到 GI 值，数值低的通常不易导致血糖激增。所以，糖尿病患者要挑选生糖指数低的食物，如奶制品、绿叶菜等。

高 GI 食物	中 GI 食物	低 GI 食物
GI > 70	55 < GI ≤ 70	GI ≤ 55

另外，还有一个称为食物血糖负荷（GL）的估量方法。掌握了 GI 和 GL，有助于更健康地选择食物。

选择低 GL 食物

GI 可以反映等量碳水化合物食物对血糖的影响。但食物中碳水化合物含量差异较大，如果我们摄入同等重量的食物，则碳水化合物的摄入可能相差很多。如西瓜和苏打饼干的 GI 值都是 72，但每 100 克苏打饼干含碳水化合物约 76 克，而 100 克西瓜所含碳水化合物只有 7 克。所以当人们吃同样量的两种食物时，对血糖的影响是截然不同的。为弥补 GI 的不足，1997 年哈佛大学的专家提出了 GL 的概念。GL 是一个计算值，其计算公式如下。

$$GL = GI \times 食物碳水化合物含量（克）/ 100$$

GL ≥ 20 为高 GL 饮食，表示对血糖影响很大；10 ≤ GL < 20 为中 GL 饮食，表示对血糖影响不大；GL < 10 为低 GL 饮食，表示对血糖影响很小。

吃前算算更放心

食物影响血糖，可结合 GI 和 GL，优选低 GI、低 GL 的饮食。如糖尿病患者想吃 200 克西瓜，那么，可以依据三个参数（GL、食物碳水化合物含量、GI）来了解西瓜对血糖有没有影响（每 100 克西瓜含碳水化合物 5.5 克、西瓜 GI=72）。100 克西瓜的 GL=72×5.5÷100=3.96，那 200 克西瓜 GL 值就是 GL=72×2×5.5/100 ≈ 8 < 10，结果表明对血糖没有明显影响，可以放心进食这 200 克西瓜。

常见食物的 GI 值和 GL 值

食物	GI	GL	分量 / 克
燕麦麸	55	13	30
玉米片	79	9	50
面条（白，细，煮）	41	27	100
牛奶	28	3	250
豆奶	19	1	250

低脂，更利于控血糖

用饮食来辅助治疗糖尿病非常重要的一步就是适当减少脂肪摄入。糖尿病患者应控制脂肪的摄入量，特别是高脂类动物性食物。日常减少脂肪摄入的方法如下。

- 吃鸭肉、鸡肉时，除去外皮和肉眼可见的油脂。
- 少吃奶油类食物。
- 少吃方便面、蔬菜脆片等。
- 喝汤时撇去表面浮油。
- 坚果类要适量食用，尤其要避免非原味坚果。
- 注意烹调方法的选择，多蒸、煮、电烤，不要油炸、油煎。

低糖，从饮食细节做起

- 警惕隐藏在点心、面包、饼干、水果罐头、饮料、巧克力中的糖。
- 饮用鲜牛奶、咖啡时，不加糖或咖啡伴侣等。
- 食物选原味、浅加工的，"有味"的多半高脂、高糖、高热量。
- 烹饪时避免糖醋、鱼香、干锅等做法。
- 选择无糖酸奶。
- 不喝果汁和含糖饮料，包括鲜榨果汁。

低盐，少吃盐、警惕隐形盐

盐中含有钠，而糖尿病患者体内环境对钠离子浓度的变化十分敏感，当体内钠离子浓度过高时，会增加血容量，加重心、肾负担。所以盐的摄入量要控制在每天5克内。

除了食盐外，豆瓣酱、辣椒酱、腐乳、榨菜、味精、鸡精等也是含盐"大户"，烹饪时如果用了这些调料，就要相应减少盐的用量。另外，一些腌制食品中盐的含量也不少，挂面、甜品也不那么"安全"，也要少吃。

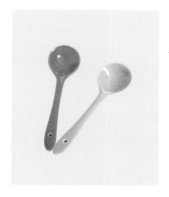

控盐勺：专门用于控制盐摄入量的勺子，上面标注用盐的刻度

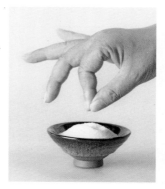

用食指和拇指捏起一撮盐约0.3克

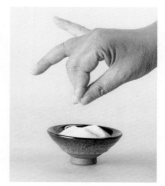

用食指、中指和拇指一起捏起一撮盐约0.5克

限制盐的摄入量，难免会影响菜肴的口感和口味，糖尿病患者可通过以下技巧增加菜肴的风味。

- 利用蔬菜本身的自然风味巧妙搭配，如将番茄、洋葱等与味道清淡的食物一起烹饪。
- 姜、蒜等调料经食用油爆香后产生的香味可增加口感。
- 酸味有"增咸"的作用。烹调时，适量使用醋及橘子、番茄、柠檬等酸味食物，增加菜肴的味道，减少用盐量。
- 选择煮、蒸、炖等烹调方式，有助于保持食物原味。
- 烹调时最后放盐，既增加口感，又能减少用盐量。
- 适当使用当归、肉桂、大料、花椒等调料添加风味。
- 适当弃汤汁。因为经过烹饪后，很可能汤汁里溶入较多钠盐。

高蛋白质，记住"两个 2、两个 1"

由于人体的新陈代谢，每天都要摄取一定量的蛋白质，才能维持正常的生命活动。对糖尿病患者来说，增加骨骼肌还有利于降低胰岛素抵抗并改善糖尿病，因此摄取足量的蛋白质很重要。《中国居民膳食指南（2022）》指出，一般人每天需摄入蛋白质：成年男性 65 克，成年女性 55 克。蛋白质的食物来源主要是肉蛋奶等动物性食物。此外，主食中也提供了一部分植物性蛋白。

最好动物性蛋白占每天总蛋白的 2/3。这样，每天的动物性食物摄入可以按照下面的简易方式来记忆：两个"2"＋两个"1"：

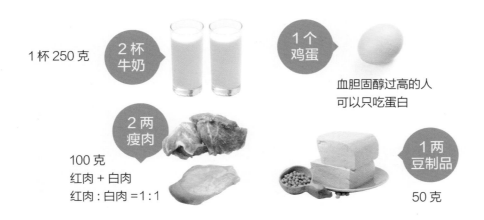

1 杯 250 克　2 杯牛奶

1 个鸡蛋

血胆固醇过高的人可以只吃蛋白

2 两瘦肉

100 克
红肉＋白肉
红肉：白肉＝1：1

1 两豆制品

50 克

2 杯牛奶 +2 两瘦肉 +1 个鸡蛋 +1 两豆腐，可提供 46~48 克蛋白质，其余的由主食来提供。

如何简单估算吃多少蛋白质

1 克的肉可不是 1 克的蛋白质。肉中并不全都是蛋白质，瘦肉和鱼虾中蛋白质含量约为 20%，即 100 克瘦肉或鱼虾大约提供 20 克蛋白质。

鲜牛奶中蛋白质含量约为 3%，1 袋牛奶（250 克），可提供蛋白质 7.5 克。

主食中蛋白质含量为 8% ~ 10%，1 两（50 克）主食可提供蛋白质 4 ~ 5 克。

1 个鸡蛋含蛋白质约为 6.5 克。

为了估算方便，以 20 克左右蛋白质为例，采用手掌估算法估算食物中所含蛋白质的量。

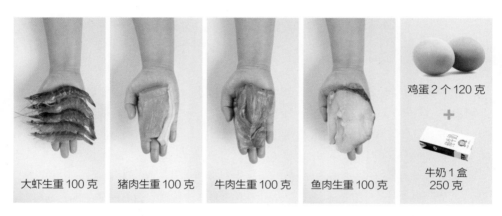

| 大虾生重 100 克 | 猪肉生重 100 克 | 牛肉生重 100 克 | 鱼肉生重 100 克 | 鸡蛋 2 个 120 克 + 牛奶 1 盒 250 克 |

20 克左右蛋白质 ≈ 一手掌大小 1 厘米厚度的肉 ≈ 2 个鸡蛋 +1 盒奶

> **控糖记**
>
> **将蛋白质分散在每餐中**
>
> 将蛋白质分散在每餐中，比集中于某一餐大鱼大肉更有助健康。需提醒的是，增加蛋白质的摄入量不是说要多吃肉，像奶制品、大豆制品、鸡蛋等都是很好的优质蛋白质来源，可以和肉类互换。

总觉得饿？
三餐外试试健康加餐

感觉饿是因为有血糖洼地

生活中，有些糖友会出现这些情况，"明明吃饱了，没过两三个小时又饿了""午饭后睡了一觉，起来就有点饿了"……其实，这并不奇怪。

将餐前空腹血糖水平作为基点，吃了富含碳水化合物的食物后，血糖水平会先上升，达到血糖峰值，此过程血糖数据均为正数。一段时间后，在胰岛素的作用下血糖开始下降，可能在几小时内出现血糖最低值，即血糖谷值。如果谷值的血糖数据低于进餐前的空腹血糖值则为负数，即为"血糖洼地"。

是否出现血糖洼地，跟机体的血糖控制能力有关。对血糖控制能力良好的人来说，餐后血糖反应类似"山峰-缓坡"曲线，血糖水平达到峰值后缓慢下降，逐渐趋于稳定。即便餐后 4~6 小时，血糖值也不会比空腹时明显降低。

对控糖能力比较弱的人来说，餐后血糖会先出现大高峰，然后迅速下降至餐前水平以下，出现较低的血糖谷值，从而引起饥饿感、疲劳感等。

糖尿病患者的控糖能力更差，常出现血糖忽高忽低的情况。如果胰岛素、降糖药使用不当，更易出现血糖波动，产生饥饿感，且易在下一餐前发生低血糖，所以建议最好在两餐之间加餐。

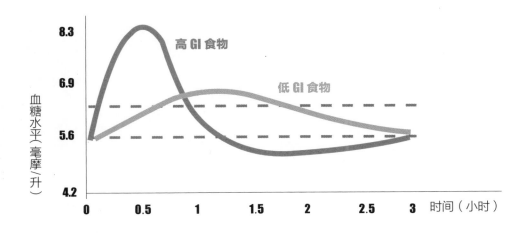

灵活加餐，消除饥饿感

加餐是指三餐之外有目的地额外进食，对于糖尿病前期人群来说，学会加餐很重要。从食物数量上来说，加餐应少于正餐的1/2。例如，加餐食物为主食（面条、馒头等）时，一般用量为25～50克，否则就会引起血糖波动不易控制。

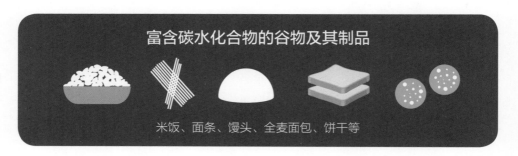

富含碳水化合物的谷物及其制品

米饭、面条、馒头、全麦面包、饼干等

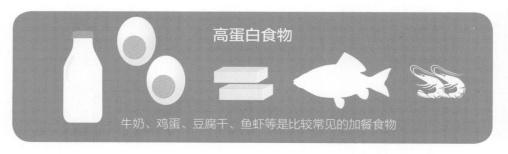

高蛋白食物

牛奶、鸡蛋、豆腐干、鱼虾等是比较常见的加餐食物

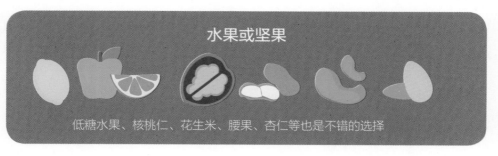

水果或坚果

低糖水果、核桃仁、花生米、腰果、杏仁等也是不错的选择

加餐的时间最好能够相对固定，一般选择在低血糖发生之前加餐，这对预防低血糖是非常有帮助的。对于经常发生低血糖的糖尿病前期人群来说，科学加餐能使病情稳定，并能减少用药量。而加餐的最佳时间段为9～10时、15～16时和晚上21～22时。

第二章

糖尿病
一周带量食谱

手把手教你定制营养控糖餐

根据《中国居民膳食营养素参考摄入量速查手册（2013版）》，我国成年女性（18～49岁）轻体力活动者每日热量需求量为1800千卡，这是一个平均值，对于大部分女性来说是合适的。本书一日三餐是以1800千卡为基准来设计的。而一个成年男性的一日膳食热量供给约为2250千卡，其进食量大概为女性的1.25倍即可。有其他需求的人群可以通过增减热量来实现。

明确早、午、晚三餐食物量配比

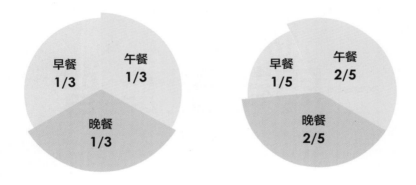

可以按照自己的饮食习惯选择一种配比方案。

计算每日所需食物总交换份数

确定每日所需热量为1800千卡，计算所需的食物总交换份数：
1800÷90 = 20 份

计算三大营养素的份数

碳水化合物份数 = 20 × (50% ~ 65%)，这里按 11 份

脂肪份数 = 20 × (25% ~ 35%)，这里按 5 份

蛋白质份数 = 20 × (15% ~ 20%)，这里按 4 份

各类食物交换份

11 份碳水化合物分配
谷薯类 9 份，蔬菜类 1 份，水果类 1 份

5 份脂肪分配
油脂类 2 份，肉蛋类 3 份

4 份蛋白质分配
大豆类 2 份，奶类 1 份，肉蛋类 1 份

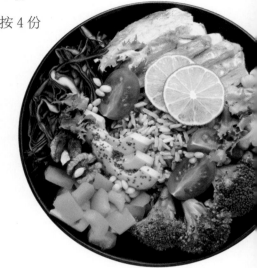

轻松配餐

决定好食物种类并计算出每天的食物量后，再结合"四大组食物及其营养价值"（见第 18 ~ 21 页），就可以安排菜谱了。下面就是应用食物交换份制订的食谱。

注:

❶ 本章后续所推荐的三餐食谱热量均以 1800 千卡为标准，此为《中国居民膳食指南（2022）》推荐的成年女性一日热量标准，读者朋友可以根据自己的身高、体重、活动量等情况适当增减，调控热量。

❷《中国居民膳食指南（2022）》主张每人每天油的摄入量控制在 25~30 克。本书菜谱中烹调用油除香油、橄榄油外不单独列出，菜谱中热量核算不包含油脂摄入。推荐糖友在日常生活中，每天油脂摄入量控制在 25 克，大家可以买控油壶来掌握油的用量。

❸ 每天食物搭配参考《中国居民膳食指南（2022）》《中国 2 型糖尿病防治指南（2020 版）》。

❹ 在血糖平稳条件下，可选用低 GI 水果，且每日量控制在 150 ~ 200 克。

❺ 1 个鸡蛋约 60 克。

周一　总热量 1876 千卡

早餐（411 千卡）

燕麦牛奶粥
160 千卡
燕麦 25 克
牛奶 100 克
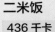

白水煮蛋
83 千卡
鸡蛋 1 个
（60 克）

西芹腰果
126 千卡
西芹 80 克
腰果 20 克
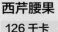

加餐（42 千卡）

柚子
100 克

午餐（767 千卡）

二米饭
436 千卡
大米 100 克
小米 25 克

土豆蒸鸡块
129 千卡
鸡肉、土豆
各 50 克
柿子椒、红彩椒
各 10 克
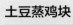

清炒菠菜
70 千卡
菠菜 150 克
黑芝麻 5 克

加餐（132 千卡）

牛奶
200 克

晚餐（473 千卡）

阳春面
270 千卡
龙须面条 75 克
（相当于 54 克面粉）
油菜心 10 克

清蒸鲈鱼
83 千卡
鲈鱼 75 克
柿子椒、红彩椒
各 10 克

香菇油菜
34 千卡
鲜香菇 50 克
油菜 150 克

加餐（86 千卡）

草莓
50 克

无糖酸奶
100 克

全天用油量 25 克，即 225 千卡。后同。

食物搭配

膳食指南要求：平均每天摄入 **12** 种以上食物，每周 **25** 种以上
实际摄入量：全天摄入食物共 **20** 种

膳食指南要求 **25 ~ 35** 克
实际摄入量 **25** 克（2 种）

推荐：腰果 20 克，黑芝麻 5 克

大豆及坚果类

膳食指南要求 **300 ~ 500** 克
实际摄入量 **400** 克（2 种）

推荐：牛奶 300 克，无糖酸奶 100 克

奶及奶制品

膳食指南要求 **120 ~ 200** 克
实际摄入量 **185** 克（3 种）

推荐：鸡肉 50 克，鲈鱼 75 克，鸡蛋 60 克

动物性食物

膳食指南要求 **150 ~ 200** 克
实际摄入量 **150** 克（2 种）

推荐：柚子 100 克，草莓 50 克

水果类

膳食指南要求 **300 ~ 500** 克
实际摄入量 **480** 克（6 种）

推荐：西芹 80 克，鲜香菇 50 克，菠菜 150 克，油菜 160 克，柿子椒、红彩椒各 20 克

蔬菜类

膳食指南要求 **50 ~ 100** 克
实际摄入量 **50** 克（1 种）

推荐：土豆 50 克

薯类

膳食指南要求 **200 ~ 300** 克
实际摄入量 **204** 克（4 种）

推荐：燕麦、小米各25克，大米100克，龙须面条75克（相当于54克面粉）

谷类

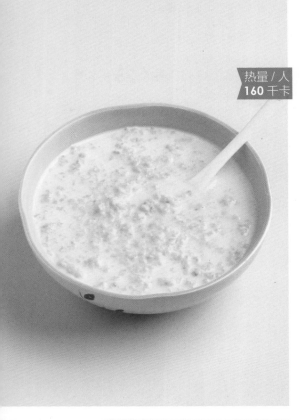

热量/人
160 千卡

燕麦牛奶粥

材料　燕麦片 75 克，牛奶 300 克。

做法

1 将燕麦片放入煮锅中，加少量清水大火煮沸，并不断搅拌煮至熟软。

2 将牛奶倒入煮软的燕麦粥中，小火煮开即可。

> **控糖降脂效果佳** 🖊
> 燕麦要煮至熟软再倒牛奶，牛奶不要煮得时间太长，以防营养成分流失。牛奶燕麦一同食用既可控糖降脂，又可增加蛋白质摄入。

注：本书中所有食谱都是 3 人份量。为方便照顾家里的糖尿病患者，每个食谱中的热量按照 1 人份来计算。

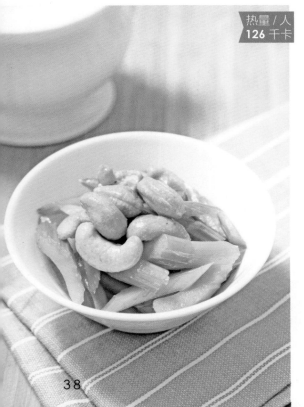

热量/人
126 千卡

西芹腰果

材料　西芹 240 克，腰果 60 克。

调料　盐 2 克，葱末、姜末各少许。

做法

1 西芹洗净，切段，焯烫，捞出。

2 锅内倒油烧热，炒香葱末、姜末，快速放入西芹段、腰果翻炒，加盐调味即可。

> **助力控糖** 🖊
> 西芹富含膳食纤维，腰果富含 B 族维生素，二者搭配食用有助控糖。需要注意，腰果宜选用原味的，而非盐焗的、油炸的。

材料　大米 300 克，小米 75 克。

做法

1　大米、小米混合淘洗干净，用水浸泡 20 分钟。

2　在电饭锅中加入适量清水，放入大米和小米，按下"蒸饭"键，
　跳键后即可。

大米 + 小米，有助于控血糖
做米饭时加一把小米，可降低 GI 值，其中的
维生素 B$_1$ 可以参与糖类与脂肪的代谢，帮助
葡萄糖转化为热量，有助于控血糖。

二米饭

午

热量 / 人
436 千卡

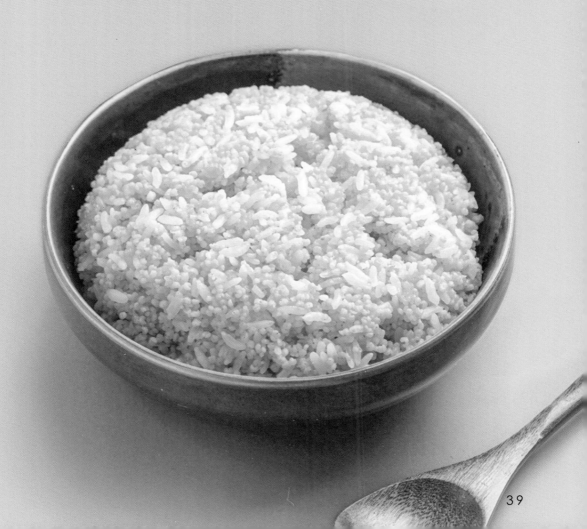

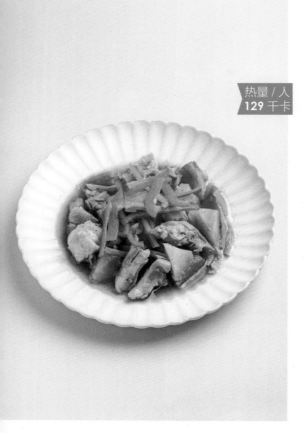

 热量/人 129 千卡

土豆蒸鸡块 午

材料 鸡肉、土豆各 150 克，柿子椒、红彩椒各 30 克。

调料 姜片 5 克，老抽、豆瓣酱各 8 克，胡椒粉适量。

做法

1 鸡肉洗净，切小块，用姜片、老抽腌渍 1 小时，放入大碗中，加豆瓣酱拌匀；土豆洗净，去皮，切滚刀块；柿子椒、红彩椒洗净，去籽后切丝。

2 将鸡块在下、土豆块在上放入大碗中，上笼蒸 30 分钟，熟后反扣在盘中，撒上适量胡椒粉、柿子椒丝、红彩椒丝即可。

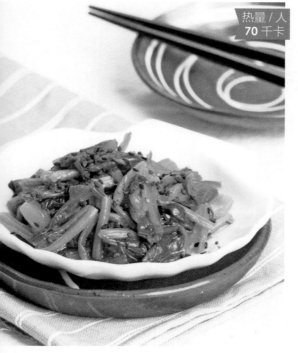

热量/人 70 千卡

清炒菠菜 午

材料 菠菜 450 克，熟黑芝麻 15 克。

调料 盐少许。

做法

1 菠菜洗净，切段，焯水。

2 锅内倒油烧热，放入菠菜段翻炒，加盐调味，撒上熟黑芝麻即可。

阳春面

晚

材料 龙须面 225 克，油菜心 30 克。

调料 盐 2 克，葱花 5 克，清汤适量，胡椒粉少许。

做法

1 油菜心洗净，放沸水中焯烫。

2 锅内加入清汤、适量清水大火烧开，放入龙须面煮熟，加入盐调味，放入油菜心，调入胡椒粉，撒葱花即可。

不要煮得过烂
糖尿病患者吃阳春面时，最好不要煮得太烂了，否则血糖会升得比较快。

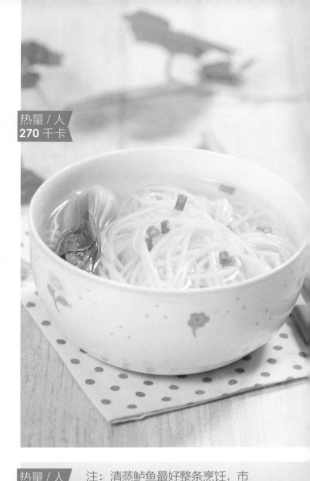

热量 / 人
270 千卡

清蒸鲈鱼

晚

材料 鲈鱼 450 克，柿子椒、红彩椒各 30 克。

调料 葱丝、姜丝各 10 克，蒸鱼豉油 8 克，料酒少许。

做法

1 鲈鱼处理干净，在鱼身两面各划几刀，用料酒涂抹鱼身，划刀处夹上姜丝、葱丝，鱼肚子里塞上姜丝、葱丝，腌渍 20 分钟。

2 盘子里放入鱼，鱼身上铺剩余葱丝、姜丝，蒸 15 分钟。

3 倒去盘子内蒸鱼汤汁，倒入蒸鱼豉油，摆上切好的柿子椒丝、红彩椒丝。

4 锅中油烧热，淋在鱼上即可。

热量 / 人
81 千卡

注：清蒸鲈鱼最好整条烹饪，市面上的一条鲈鱼按 450 克来核算，三个人分两餐吃完。此处计算的热量是按照 75 克（1 人一天食用量）来计算的。

周二　　总热量 1820 千卡

早餐（505 千卡）

奶香燕麦馒头
240 千卡
面粉 40 克
燕麦片 20 克
牛奶 30 克

白水煮蛋
83 千卡
鸡蛋 60 克

牛奶
132 千卡
200 克

葱油萝卜丝
18 千卡
白萝卜 100 克

加餐（32 千卡）

西瓜
100 克

午餐（599 千卡）

薏米红豆糙米饭
382 千卡
大米 50 克
糙米、薏米
各 25 克
红豆 10 克

鲜虾炖豆腐
105 千卡
鲜虾、北豆腐
各 50 克

凉拌豇豆
32 千卡
豇豆 100 克

加餐（80 千卡）

番茄　　　**核桃仁**
100 克　　　10 克

晚餐（491 千卡）

荞麦凉面
278 千卡
荞麦面条 75 克
（相当于荞麦粉、全麦
粉各 27 克）
柿子椒、红彩椒、
黄彩椒、鲜香菇、
绿豆芽各 10 克

山药炖鸡
113 千卡
山药 100 克
乌鸡肉 50 克

蚝油生菜
14 千卡
生菜 100 克

加餐（86 千卡）

柚子　　　**牛奶**
50 克　　　100 克

食物搭配

膳食指南要求：平均每天摄入 **12** 种以上食物，每周 **25** 种以上

实际摄入量：全天摄入食物共 **26** 种

膳食指南要求 **25 ~ 35** 克
实际摄入量 **27** 克（2 种）

推荐：北豆腐 50 克（相当于大豆 17 克），核桃仁 10 克

大豆及坚果类

膳食指南要求 **300 ~ 500** 克
实际摄入量 **330** 克（1 种）

推荐：牛奶 330 克

奶及奶制品

膳食指南要求 **120 ~ 200** 克
实际摄入量 **160** 克（3 种）

推荐：鸡蛋 60 克，鲜虾 50 克，乌鸡肉 50 克

动物性食物

膳食指南要求 **150 ~ 200** 克
实际摄入量 **150** 克（2 种）

推荐：西瓜 100 克，柚子 50 克

水果类

膳食指南要求 **300 ~ 500** 克
实际摄入量 **450** 克（9 种）

推荐：白萝卜、豇豆、番茄、生菜各 100 克，柿子椒、红彩椒、黄彩椒、鲜香菇、绿豆芽各 10 克

蔬菜类

膳食指南要求 **50 ~ 100** 克
实际摄入量 **100** 克（1 种）

推荐：山药 100 克

薯类

膳食指南要求 **200 ~ 300** 克
实际摄入量 **224** 克（8 种）

推荐：面粉 40 克，燕麦片 20 克，大米 50 克，糙米、薏米各 25 克，红豆 10 克，荞麦面条 75 克（相当于荞麦粉、全麦粉各 27 克）

谷类

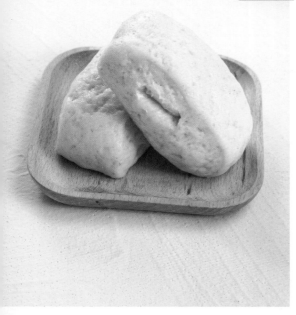

奶香燕麦馒头

材料 面粉 120 克，燕麦片 60 克，牛奶 90 克，酵母粉 2 克。

做法

1 面粉、燕麦片、牛奶、酵母粉混合，加入适量水搅拌均匀，揉成光滑面团，待发酵至 2 倍大。

2 将发酵好的面团揉至光滑，搓成长条，切成大小均匀的剂子，放在蒸锅中，放置 20 分钟等面团进一步发大，开火，水沸后转小火蒸 20 分钟即可。

> 燕麦 + 面粉 + 牛奶，补钙又控糖 ✐
> 燕麦有助于调节餐后血糖，牛奶富含钙，与面粉搭配食用有助于使餐后血糖保持稳定。

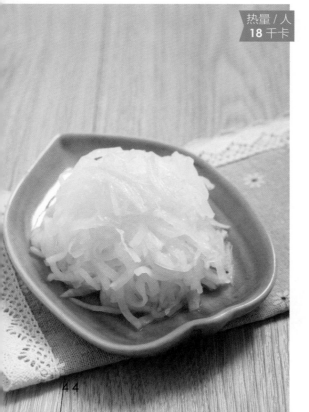

葱油萝卜丝

材料 白萝卜 300 克，大葱 30 克。
调料 盐 2 克。

做法

1 白萝卜洗净，切丝，用盐腌渍，沥水，挤干；大葱洗净，切丝。

2 锅置火上，倒油烧至六成热，下葱丝炒出香味，浇在萝卜丝上拌匀即可。

> 利尿又控糖 ✐
> 葱油萝卜丝热量低，且富含维生素 C 和膳食纤维，能促进组织对葡萄糖的利用，有助于控糖、通便、利尿。

薏米红豆糙米饭

材料 大米 150 克，糙米、薏米各 75 克，红豆 30 克。

做法

1 大米、薏米、糙米、红豆分别淘洗干净。

2 把大米、薏米、红豆和糙米一起倒入高压锅中，倒入没过米面 2 指腹的清水，盖上锅盖，以中火煮熟即可。

> **怎么做糙米饭更有利于控血糖** 🥄
> 1. 糙米可用高压锅蒸煮，减少烹饪时间，以免加重糊化程度。
> 2. 有的人在做糙米饭的时候不知道如何配比糙米和大米的量，其实只需依照个人口感调配比例即可。
> 3. 糙米、红豆、薏米经过简单冲洗后即可蒸煮，不要长时间浸泡。浸泡时间越长，煮的时候就越容易糊化，进食后餐后血糖易升高。

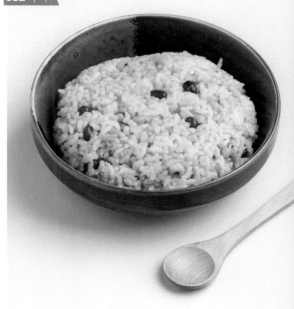

热量/人
382 千卡

鲜虾炖豆腐

材料 鲜虾、北豆腐各 150 克。

调料 盐 3 克，葱花、姜片各 5 克。

做法

1 鲜虾挑出虾线，去掉虾须，洗净备用；北豆腐洗净，切小块。

2 锅中放适量清水，置火上烧沸，放入虾、豆腐块烫一下，盛出备用。

3 锅置火上，放入虾、豆腐块和姜片，煮沸后撇去浮沫，转小火炖至虾肉熟透，去姜片，放入盐调味，撒上葱花即可。

> **补充优质蛋白质和钙** 🥄
> 鲜虾炖豆腐富含优质蛋白质和钙，能帮助补充营养，调节血糖。

热量/人
105 千卡

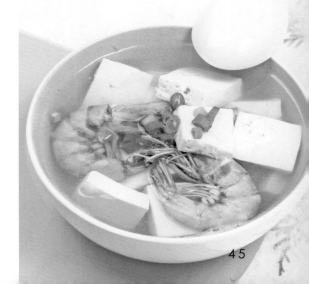

热量/人 32 千卡

凉拌豇豆

材料　豇豆 300 克。

调料　蒜末、醋各 10 克，盐 2 克，香油 3 克。

做法

1　豇豆去头尾，洗净，入沸水中焯熟，捞出过凉，切段。

2　将豇豆段倒入盘中，加入蒜末、醋、盐、香油，拌匀即可。

> 用香油增加鲜味，减少用盐量 🖋
> 糖尿病患者做菜时，可以用少量香油来增加鲜味，这样可以减少钠的摄入。

热量/人 278 千卡

荞麦凉面

材料　荞麦面条 225 克，柿子椒、红彩椒、黄彩椒、鲜香菇、绿豆芽各 30 克。

调料　芝麻酱 6 克，生抽、盐、香油、蒜泥各适量。

做法

1　所有蔬菜洗净，将除绿豆芽外的其他食材切成丝，香菇丝和绿豆芽焯水；将荞麦面条煮熟，捞出后冲凉，沥干水。

2　将芝麻酱盛入容器内，加入生抽、蒜泥、香油、盐及少许水搅拌均匀制成麻酱汁。

3　将面条放入碗中，倒入蔬菜，浇上调好的麻酱汁即可。

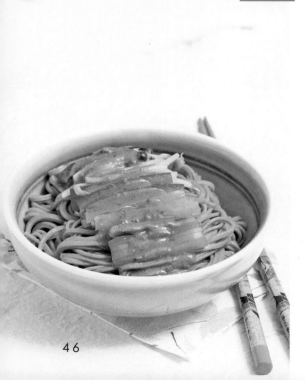

山药炖鸡

晚

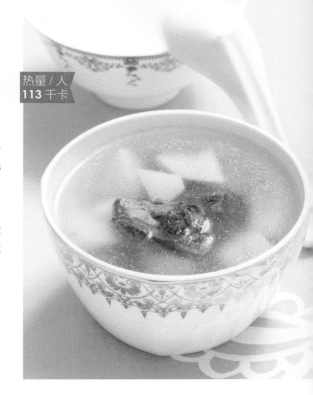

热量/人
113 千卡

材料 乌骨鸡 150 克，山药 300 克。

调料 姜片、葱段各 10 克，盐 3 克。

做法

1 乌骨鸡洗净，剁小块，焯烫 1 分钟后捞出备用；山药洗净，去皮，切滚刀块。

2 锅中放入乌鸡块、山药块、适量清水，加入姜片、葱段，大火煮开，小火慢炖 1 小时后，捞出姜片、葱段，加盐调味即可。

改善受损胰岛细胞的功能
山药炖鸡中含山药多糖、优质蛋白质、钙等，能帮助增加胰岛素分泌、改善受损胰岛细胞的功能，有利于糖尿病患者控制病情。

蚝油生菜

晚

热量/人
14 千卡

材料 生菜 300 克。

调料 蚝油 5 克，葱末、姜末、蒜末、生抽各 3 克。

做法

1 生菜洗净，撕成大片，焯熟，控水，盛盘。

2 油锅烧热，爆香葱末、蒜末、姜末，放生抽、蚝油和水烧开，浇盘中即可。

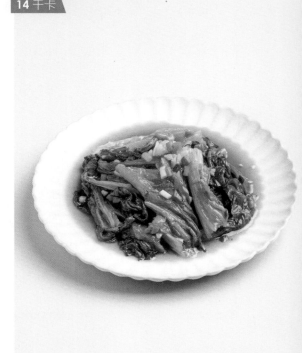

周三　总热量 1666 千卡

早餐（468 千卡）

茄子肉包
229 千卡
面粉、茄子
各 50 克
猪肉 25 克

红薯小米粥
112 千卡
小米、红薯
各 25 克

拍黄瓜
44 千卡
黄瓜 100 克
熟黑芝麻 5 克

午餐（498 千卡）

黑米二米饭
275 千卡
大米 50 克
黑米 30 克

柿子椒炒牛肉
51 千卡
牛瘦肉 30 克
柿子椒 50 克
胡萝卜 20 克

菠菜猪肝汤
60 千卡
菠菜 80 克
猪肝 30 克

晚餐（475 千卡）

五谷丰登
142 千卡
红薯、山药、
土豆、紫薯
各 40 克

凉拌苋菜
35 千卡
苋菜 100 克

清蒸带鱼
64 千卡
带鱼 50 克

海带冬瓜汤
8 千卡
冬瓜 50 克
水发海带 20 克

加餐（83 千卡）

白水煮蛋
鸡蛋 60 克

加餐（112 千卡）

柚子
100 克

酸奶
100 克

加餐（226 千卡）

牛奶
200 克

开心果
15 克

食物搭配

膳食指南要求：平均每天摄入 **12** 种以上食物，每周 **25** 种以上

实际摄入量：全天摄入食物共 **26** 种

膳食指南要求 **25 ～ 35** 克
实际摄入量 **20** 克（2 种）
推荐：开心果 15 克，熟黑芝麻 5 克

大豆及坚果类

膳食指南要求 **300 ～ 500** 克
实际摄入量 **300** 克（2 种）
推荐：牛奶 200 克，酸奶 100 克

奶及奶制品

膳食指南要求 **120 ～ 200** 克
实际摄入量 **195** 克（5 种）
推荐：猪肉 25 克，鸡蛋 60 克，猪肝、牛瘦肉各 30 克，带鱼 50 克

动物性食物

膳食指南要求 **150 ～ 200** 克
实际摄入量 **100** 克（1 种）
推荐：柚子 100 克

水果类

膳食指南要求 **300 ～ 500** 克
实际摄入量 **470** 克（8 种）
推荐：冬瓜、茄子、柿子椒各 50 克，菠菜 80 克，黄瓜、苋菜各 100 克，胡萝卜、水发海带各 20 克

蔬菜类

膳食指南要求 **50 ～ 100** 克
实际摄入量 **185** 克（4 种）
推荐：红薯 65 克，山药、土豆、紫薯各 40 克

薯类

膳食指南要求 **200 ～ 300** 克
实际摄入量 **155** 克（4 种）
推荐：大米、面粉各 50 克，小米 25 克，黑米 30 克

谷类

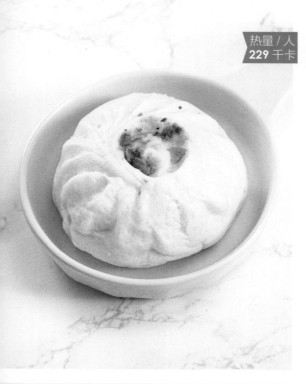

热量/人
229 千卡

茄子肉包

材料 面粉、茄子各150克，猪肉75克，酵母粉适量。

调料 葱花、姜末、盐各少许。

做法

1 茄子洗净，去皮，切小丁，放少许盐略腌，挤出多余水，放葱花、姜末、盐调成包子馅。

2 酵母粉用温水化开；将面粉放入和面盆中，倒入酵母水，搅成絮状，再和成光滑的面团，醒发至原来的2倍大。

3 发好的面再次揉成面团，切成小剂子，按扁，擀成包子皮，放上馅，包成包子生坯。

4 蒸锅中水烧开，包子生坯上锅蒸15分钟即可。

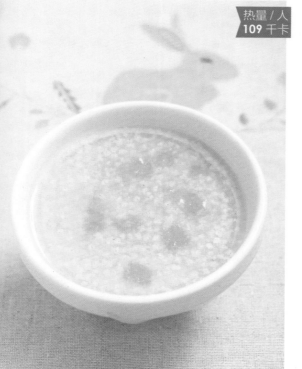

热量/人
109 千卡

红薯小米粥

材料 小米、红薯各75克。

做法

1 红薯洗净，去皮，切小块；小米洗净，用水浸泡30分钟。

2 锅内加水烧开，加入小米，大火煮开后转小火煮20分钟，倒入红薯块熬煮，至米粒开花、红薯熟透即可。

> 红薯＋小米，维持血管健康 🖊
> 红薯有助于降血压、防便秘、维持血管健康。
> 一般不建议糖尿病患者喝粥。但此粥不含精米，爱喝粥的糖友可以试着选用。通过监测餐后血糖来决定以后是否可以继续食用此粥。

拍黄瓜　早

材料　黄瓜 300 克，熟黑芝麻 15 克。

调料　盐 3 克，蒜末、醋、香菜末各适量，香油 2 克。

做法

1　黄瓜洗净，用刀拍至微碎，切块。

2　将黄瓜块放在盘中，加盐、蒜末、醋、香菜末和香油拌匀，撒上熟黑芝麻即可。

热量 / 人
44 千卡

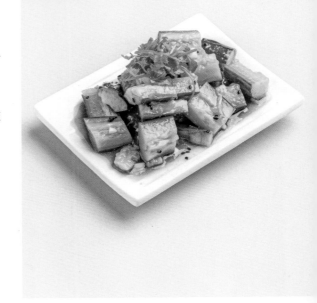

黄瓜拍扁就行，别拍太碎
凉拌黄瓜时建议用拍的方法，而不是切。用刀背将黄瓜拍扁，不要拍得太碎，以免造成营养成分的流失。拍拌黄瓜可以加入蒜末和醋，不仅味道好，还有杀菌解毒的作用。

黑米二米饭　午

材料　大米 150 克，黑米 90 克。

做法

1　黑米洗净，浸泡 2 小时；大米洗净，浸泡半小时。

2　将黑米和大米一起放入电饭锅中，加入适量清水，按下"蒸饭"键，跳键即可。

热量 / 人
275 千卡

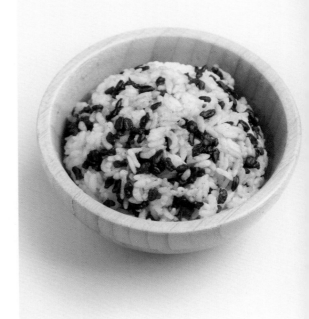

预防餐后血糖急剧上升
黑米和大米搭配做饭，能预防餐后血糖上升过快，帮助平稳血糖。泡米用的水要与米同煮，不能丢弃，以保存其中的营养成分。

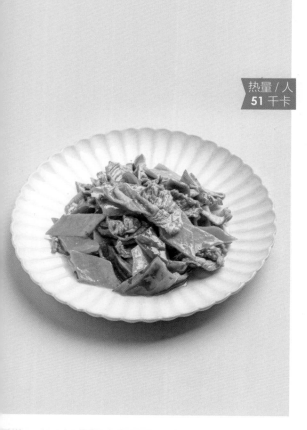

柿子椒炒牛肉

材料 牛瘦肉 90 克，柿子椒 150 克，胡萝卜 60 克。

调料 花椒粉、淀粉、香油、酱油、盐各适量。

做法

1 柿子椒洗净，去蒂除子，切片；胡萝卜洗净，切片。

2 牛瘦肉洗净，切片，加花椒粉、淀粉、香油和酱油抓匀，腌渍 15 分钟。

3 锅内倒入适量油烧热，下入牛肉片煸熟，放入柿子椒片和胡萝卜片炒至断生，加盐调味即可。

> **补锌补铁，开胃健脾**
> 牛肉含有丰富的蛋白质、锌、铁等，适当食用，有助于提高机体抗病能力，为糖尿病患者补充营养。

菠菜猪肝汤

材料 猪肝 90 克，菠菜 240 克，枸杞子少许。

调料 盐、葱花、姜片各适量。

做法

1 猪肝洗净，切片，加姜片、盐腌渍 20 分钟；菠菜洗净，切段，焯烫后捞出。

2 锅内倒油烧热，炒香葱花，放入猪肝片炒至变色，加入适量开水，放入枸杞子，待水开后，加入菠菜段煮软即可。

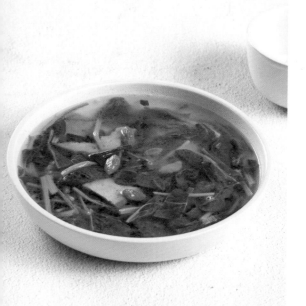

五谷丰登 晚

材料 红薯、山药、土豆、紫薯各120克。

做法

1 所有食材洗净，去皮，切均匀的大块。
2 依次摆入蒸笼中，水开后大火蒸20分钟即可。

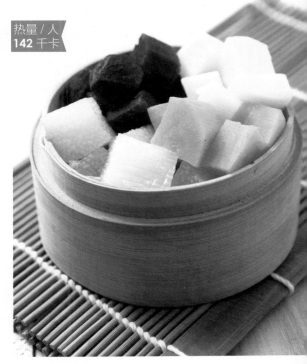

热量/人
142 千卡

补充 B 族维生素和膳食纤维 🖋
这道菜富含膳食纤维、黏液蛋白、B 族维生素、钾等，能帮助调控血糖。但由于淀粉含量高，建议作为主食食用。

清蒸带鱼 晚

材料 带鱼 150 克。
调料 大料、盐、料酒、酱油、香油、香菜段、葱末、姜末、蒜末、花椒各适量。

做法

1 带鱼洗净，切块，在两面切十字花刀，装入盘中，加大料、盐、料酒、酱油、香菜段、葱末、姜末、蒜末、花椒腌渍入味。
2 蒸锅中水烧开，入锅蒸15分钟，取出，淋上烧热的香油即可。

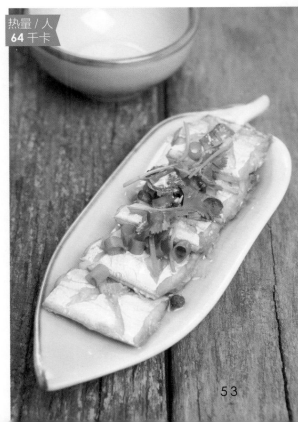

热量/人
64 千卡

保护心血管系统 🖋
清蒸带鱼富含硒和镁，有利于控糖、保护心血管系统。

53

周四　总热量 1862 千卡

早餐（532 千卡）

凉拌紫甘蓝
27 千卡

紫甘蓝 50 克
洋葱 30 克

核桃牛奶杏仁露
253 千卡
核桃仁、杏仁
各 10 克
牛奶 200 克

蒸芋头
28 千卡
芋头 50 克

全麦面包
183 千卡
2 片，72 克
（相当于全麦粉48克）

加餐（41 千卡）

枇杷

100 克

午餐（595 千卡）

红豆圆白菜饭
297 千卡
红豆 20 克
大米 60 克
圆白菜 30 克

西芹花生藕丁
63 千卡

西芹、莲藕
各 50 克
花生米 10 克

番茄炖牛腩
174 千卡

牛腩、番茄各 50 克

苋菜笋丝汤
42 千卡

苋菜 50 克
冬笋 30 克
胡萝卜、鲜香菇
各 20 克

加餐（19 千卡）

李子

50 克

晚餐（510 千卡）

香菇鸡丝汤面
383 千卡
鸡蛋、挂面各 60 克
（挂面 60 克相当于 43
克面粉）
鲜香菇、菠菜各 30 克
鸡胸肉 40 克

虾仁山药炒西蓝花
62 千卡
虾仁 40 克
西蓝花、山药各 50 克

加餐（65 千卡）

牛奶

100 克

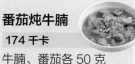

食物搭配

膳食指南要求：平均每天摄入 **12** 种以上食物，每周 **25** 种以上

实际摄入量：全天摄入食物共 **28** 种

膳食指南要求 25 ~ 35 克
实际摄入量 **30** 克（3种）

推荐：核桃仁、杏仁、花生米各 10 克

大豆及坚果类

膳食指南要求 300 ~ 500 克
实际摄入量 **300** 克（1种）

推荐：牛奶 300 克

奶及奶制品

膳食指南要求 120 ~ 200 克
实际摄入量 **190** 克（4种）

推荐：牛腩 50 克，鸡蛋 60 克，鸡胸肉、虾仁各 40 克

动物性食物

膳食指南要求 150 ~ 200 克
实际摄入量 **150** 克（2种）

推荐：枇杷 100 克，李子 50 克

水果类

膳食指南要求 300 ~ 500 克
实际摄入量 **490** 克（12种）

推荐：冬笋、洋葱、圆白菜、菠菜各 30 克，鲜香菇、西芹、莲藕、番茄、苋菜、紫甘蓝、西蓝花各 50 克，胡萝卜 20 克

蔬菜类

膳食指南要求 50 ~ 100 克
实际摄入量 **100** 克（2种）

推荐：芋头、山药各 50 克

薯类

膳食指南要求 200 ~ 300 克
实际摄入量 **171** 克（4种）

推荐：红豆 20 克，大米 60 克，挂面 60 克（相当于 43 克面粉），全麦粉 48 克

谷类

凉拌紫甘蓝 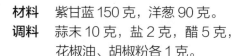 早

材料 紫甘蓝 150 克，洋葱 90 克。

调料 蒜末 10 克，盐 2 克，醋 5 克，
花椒油、胡椒粉各 1 克。

做法

1 紫甘蓝洗净，切丝；洋葱去老皮，洗
净，切丝。

2 把蒜末、醋、胡椒粉、盐、花椒油搅
拌均匀制成调味汁，均匀地浇在切好
的菜丝上，拌匀即可。

提高胰岛素敏感性 🔍
紫甘蓝富含膳食纤维、维生素 C、维生
素 E 等，能提高胰岛素受体的敏感性，
对控制餐后血糖有益。

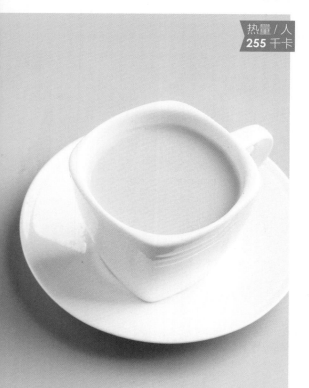

核桃牛奶杏仁露 早

材料 核桃仁、杏仁各 30 克，牛奶
600 克。

做法

1 核桃仁和杏仁洗净，放入碗中，加清
水浸泡。

2 将泡好的核桃仁和杏仁放入豆浆机
中，倒入牛奶后按"果汁"键即可。

保护心脑血管 🔍
核桃牛奶杏仁露富含优质蛋白质、ω-3
脂肪酸等，有助于增强血管弹性，保护
心脑血管。

红豆圆白菜饭 午

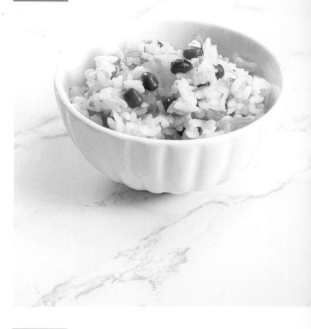

热量 / 人
297 千卡

材料 红豆 60 克，大米 180 克，圆白菜 90 克。

做法

1 红豆洗净，浸泡 4 小时；圆白菜洗净，切碎；大米洗净备用。

2 把大米、红豆倒入电饭锅内，加适量水蒸熟，加入圆白菜碎略焖即可。

避免餐后血糖骤升
红豆圆白菜饭富含维生素 C、膳食纤维等，能延缓餐后血糖快速上升。

热量 / 人
63 千卡

西芹花生藕丁 午

材料 西芹、莲藕各 150 克，花生米30 克。

调料 姜丝、葱丝、盐各适量。

做法

1 西芹洗净，切斜刀段；莲藕去皮，洗净，切丁，焯水；花生米洗净，焯熟。

2 锅内放油烧热，爆香葱丝和姜丝，放入西芹段翻炒，放入花生米、藕丁翻炒均匀，放入盐调味即可。

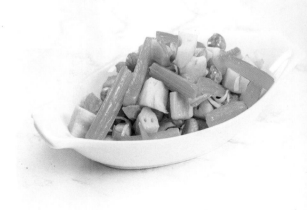

预防餐后血糖迅速上升
西芹花生藕丁含有不饱和脂肪酸、维生素 E、膳食纤维等，有助于预防餐后血糖迅速上升。

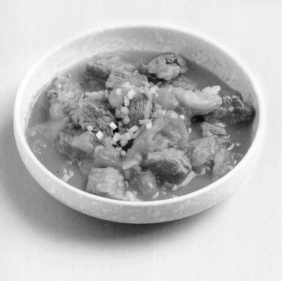

 热量/人 **174** 千卡

番茄炖牛腩 午

材料 牛腩、番茄各 150 克。

调料 料酒、酱油各 5 克，葱末、盐各 3 克。

做法

1 牛腩洗净，切块，焯烫，捞出；番茄洗净，去皮，取一半切碎，另一半切块。

2 锅内放油烧热，放番茄碎炒出汁，加牛腩块、酱油、料酒、盐翻匀，加水炖熟，放番茄块略炖，撒葱末即可。

促进胰岛素原的转化
番茄炖牛腩富含锌、优质蛋白质、番茄红素等，有助于提高胰岛素原转化为胰岛素的能力，增强肌肉对葡萄糖的利用率。

热量/人 **42** 千卡

苋菜笋丝汤 午

材料 苋菜 150 克，冬笋 90 克，胡萝卜、鲜香菇各 60 克。

调料 盐 2 克，蘑菇高汤、姜末、料酒各适量。

做法

1 苋菜去根洗净，焯水；冬笋去老皮，洗净，切丝，煮熟；香菇洗净去蒂，切丝，焯水；胡萝卜洗净，切丝。

2 锅内放油烧至六成热，煸香姜末，放入胡萝卜丝煸熟，烹入料酒，倒入适量蘑菇高汤，大火煮沸后放入笋丝、香菇丝煮 3 分钟，放入苋菜煮熟，加入盐即可。

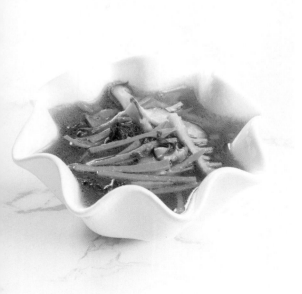

香菇鸡丝汤面

热量/人
383 千卡

材料　鸡蛋3个，挂面180克，鲜香菇、
菠菜各90克，鸡胸肉120克。

调料　葱末、姜末、盐各适量。

做法

1. 香菇洗净，切细丝；菠菜择洗干净，
切段，焯烫；鸡胸肉洗净，切细丝，
加盐腌渍10分钟；鸡蛋煮熟，去壳，
切两半。

2. 锅热放油，放葱末、姜末爆香，放鸡
丝略微煸炒，加入香菇丝炒匀，加适
量清水，烧沸后下挂面煮熟，加盐调
味，盛出，放上鸡蛋、菠菜段即可。

> **煮挂面应少放盐**
> 在煮挂面时应少放盐，因为挂面本身含
> 盐较多，还应少喝面汤以减少盐的摄入。

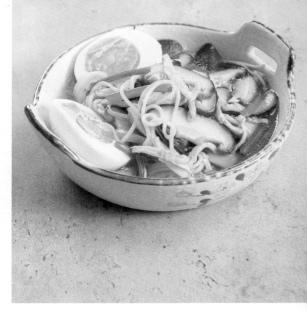

热量/人
62 千卡

虾仁山药炒西蓝花

材料　虾仁120克，西蓝花、山药各
150克。

调料　葱末、姜末、料酒、盐各适量。

做法

1. 虾仁洗净，用料酒腌渍10分钟；西
蓝花洗净，切小块；山药去皮，洗净，
切菱形片。

2. 将虾仁、西蓝花块、山药片分别焯水
捞出。

3. 锅内倒油烧热，炒香葱末、姜末，加
虾仁、西蓝花块、山药片翻炒均匀，
加盐调味即可。

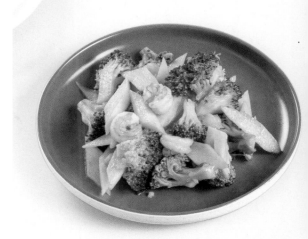

周五　总热量 1783 千卡

早餐（582 千卡）

黑米面馒头
314 千卡
面粉、黑米面
各 40 克
牛奶 50 克

双仁拌茼蒿
105 千卡
茼蒿 80 克
熟松仁、
熟花生米
各 10 克

玉米奶汁
142 千卡
玉米 40 克
牛奶 150 克

加餐（21 千卡）
柚子
50 克
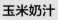

午餐（507 千卡）

小米面发糕
265 千卡
小米面 50 克
黄豆面 20 克

鲈鱼豆腐汤
86 千卡
鲈鱼 50 克
豆腐、鲜香菇
各 30 克

肉末烧茄子
86 千卡
猪瘦肉 40 克
茄子 80 克
豌豆 10 克

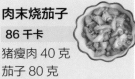

加餐（70 千卡）
酸奶
100 克

晚餐（469 千卡）

香菇胡萝卜面
171 千卡
拉面、菜心
各 50 克
（拉面 50 克相当
于面粉 36 克）
鲜香菇、胡萝卜
各 10 克

牡蛎炒鸡蛋
122 千卡
鸡蛋 60 克
牡蛎肉、胡萝卜、
柿子椒各 30 克

山药炒芥蓝
53 千卡
山药 50 克
芥蓝 100 克

加餐（123 千卡）
苹果　**酸奶**
100 克　100 克

食物搭配

膳食指南要求：平均每天摄入 **12** 种以上食物，每周 **25** 种以上

实际摄入量：全天摄入食物共 **25** 种

膳食指南要求 **25 ~ 35** 克
实际摄入量 **30** 克（3 种）

推荐：熟松仁、熟花生米各 10 克，豆腐 30 克（相当于 10 克大豆）

大豆及坚果类

膳食指南要求 **300 ~ 500** 克
实际摄入量 **400** 克（2 种）

推荐：酸奶、牛奶各 200 克

奶及奶制品

膳食指南要求 **120 ~ 200** 克
实际摄入量 **180** 克（4 种）

推荐：牡蛎肉 30 克，鸡蛋 60 克，猪瘦肉 40 克，鲈鱼 50 克

动物性食物

膳食指南要求 **150 ~ 200** 克
实际摄入量 **150** 克（2 种）

推荐：苹果 100 克，柚子 50 克

水果类

膳食指南要求 **300 ~ 500** 克
实际摄入量 **430** 克（8 种）

推荐：茼蒿、茄子各 80 克，胡萝卜、鲜香菇各 40 克，菜心 50 克，柿子椒 30 克，豌豆 10 克，芥蓝 100 克

蔬菜类

膳食指南要求 **50 ~ 100** 克
实际摄入量 **50** 克（1 种）

推荐：山药 50 克

薯类

膳食指南要求 **200 ~ 300** 克
实际摄入量 **226** 克（5 种）

推荐：黑米面 40 克，面粉 76 克（拉面 50 克相当于面粉 36 克），小米面 50 克，黄豆面 20 克，玉米 40 克

谷类

黑米面馒头

材料 面粉、黑米面各 120 克，牛奶 150 克，酵母粉适量。

做法

1 酵母粉用温水化开，将面粉、黑米面、牛奶、酵母水一起倒入盆中，揉成光滑的面团。

2 将面团制成馒头生坯，醒发 30 分钟后放入上汽的蒸锅内，蒸 20 分钟即可。

延缓血糖升高速度

如果只是用黑米面做馒头，虽控糖效果更好，但是口感不太好，所以加一些面粉，既能延缓血糖升高速度，口感也较好。

双仁拌茼蒿

材料 茼蒿 240 克，熟松仁、熟花生米各 30 克。

调料 盐、香油各 2 克。

做法

1 茼蒿择洗干净，下入沸水中焯 1 分钟，捞出，凉凉，沥干水分，切段。

2 取盘，放入茼蒿段，加盐和香油拌匀，撒上熟松仁和熟花生米即可。

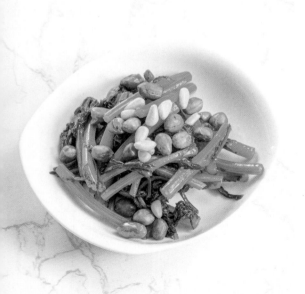

小米面发糕

午

材料 小米面 150 克，黄豆面 60 克，酵母粉适量。

做法

1 酵母粉用温水化开；将小米面、黄豆面和酵母水用温水和成较软的面团，醒发 20 分钟。

2 将面团整形放在蒸笼中二次醒发，起锅放水，蒸笼置锅上，大火烧开后转小火蒸半小时至熟，取出凉凉，切小块即可。

清热，促眠
小米中含有丰富的 B 族维生素，平时可与大米等蒸煮食用。小米清热健脾、滋阴养血、利尿，对经常失眠的人有不错的促眠作用。

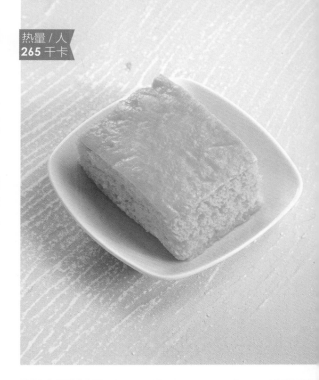

热量 / 人
265 千卡

鲈鱼豆腐汤

午

材料 鲈鱼 150 克，豆腐、鲜香菇各 90 克。

调料 葱花、姜片各 5 克，盐 2 克。

做法

1 鲈鱼处理干净，切块，入锅略煎，盛出；豆腐洗净，切片；香菇洗净去蒂，划十字刀。

2 锅置火上，放入适量清水，加入姜片烧开，放入豆腐片、鱼块、香菇，炖煮至熟，撒上葱花，加盐调味即可。

控糖控压
鲈鱼豆腐汤富含优质蛋白质、钙等，能帮助控糖控压。鲈鱼肉质细嫩，味道鲜美，只用简单调味，更突出鱼肉本身的鲜味。

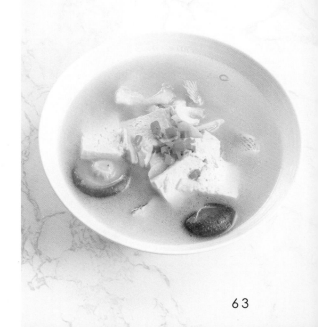

热量 / 人
86 千卡

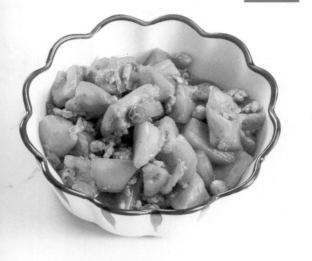

肉末烧茄子

材料 猪瘦肉 120 克，茄子 240 克，
豌豆 30 克。

调料 葱花、姜末各 5 克，酱油 3 克，
盐 1 克。

做法

1 猪瘦肉洗净，切末；茄子洗净，去蒂，
切滚刀块，焯水捞出；豌豆洗净。

2 锅内倒油烧热，炒香葱花、姜末，倒
入肉末煸熟，下入茄子块、豌豆翻炒
均匀，淋入酱油和适量清水，烧至茄
子熟透，放入盐调味即可。

茄子焯水能减少吸油量
炒茄子前，先将其放入沸水中焯至半熟，
等其变软，再进行炒制可减少用油量。

香菇胡萝卜面

材料 拉面、菜心各 150 克，鲜香菇、
胡萝卜各 30 克。

调料 盐 2 克，葱花 5 克。

做法

1 菜心洗净，切段；鲜香菇、胡萝卜洗
净，切片。

2 锅内倒油烧热，爆香葱花，加足量清
水大火烧开，放入拉面煮软，加入香
菇片、胡萝卜片和菜心段略煮，加盐
调味即可。

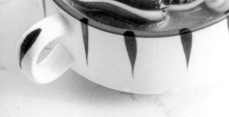

牡蛎炒鸡蛋 晚

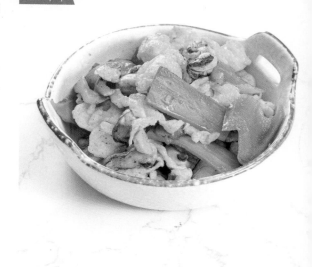

热量/人
122 千卡

材料 牡蛎肉、胡萝卜、柿子椒各90克，鸡蛋3个。

调料 盐3克，葱花、姜片各5克，料酒适量。

做法

1 牡蛎肉洗净，煮熟捞出；柿子椒洗净，去蒂除子，切片；胡萝卜洗净，切片。

2 鸡蛋磕开，打散，炒熟，盛出。

3 锅内倒油烧热，爆香葱花、姜片，下入胡萝卜片和柿子椒片，倒入鸡蛋和牡蛎肉同炒，烹入料酒和水，加盐调味，继续翻炒片刻即可。

不粘锅炒菜用油少
家里可以用不粘锅炒鸡蛋，这样可以大大减少用油量。

山药炒芥蓝 晚

热量/人
53 千卡

材料 山药150克，芥蓝300克。

调料 盐适量。

做法

1 山药洗净，去皮切块，焯熟盛出；芥蓝洗净，斜刀切段，焯熟盛出。

2 锅内烧油烧热，倒入焯好的山药段和芥蓝段，加盐调味即可。

去山药皮时最好戴手套
山药黏液中含有植物碱，有些人接触会引发过敏反应（手痒、发红），故去山药皮时最好戴上手套。

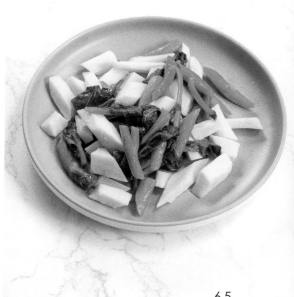

周六 总热量 1772 千卡

早餐（513 千卡）

蒸玉米棒
186 千卡
玉米棒 150 克
（相当于玉米粒 105 克）

芦笋虾仁沙拉
148 千卡
芦笋 50 克
藜麦 5 克
虾仁、圣女果、
熟玉米粒各 20 克
鸡蛋 60 克

牛奶核桃露
163 千卡
核桃仁 10 克
牛奶 150 克

加餐（16 千卡）
草莓
50 克
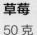

午餐（497 千卡）

南瓜薏米饭
257 千卡
薏米 20 克
南瓜、大米
各 50 克

醋熘白菜
16 千卡
大白菜 80 克

金针菠菜豆腐煲
107 千卡
豆腐 100 克
金针菇、菠菜各 30 克
虾仁 10 克

加餐（117 千卡）
牛奶
150 克

晚餐（537 千卡）

荞麦担担面
322 千卡
面粉 50 克
荞麦粉、鸡胸肉、
绿豆芽各 30 克
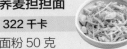

香菇油菜
18 千卡
油菜 60 克
鲜香菇 40 克
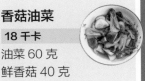

胡萝卜炒肉丝
76 千卡
胡萝卜 60 克
猪瘦肉 40 克
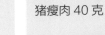

土豆白菜汤
51 千卡
白菜叶、土豆
各 50 克

加餐（70 千卡）
李子
50 克

酸奶
100 克

食物搭配

膳食指南要求：平均每天摄入 **12** 种以上食物，每周 **25** 种以上
实际摄入量：全天摄入食物共 **27** 种

大豆及坚果类

膳食指南要求 **25 ~ 35** 克
实际摄入量 **44** 克（2 种）
推荐：核桃仁 10 克，豆腐 100 克（相当于 34 克大豆）

奶及奶制品

膳食指南要求 **300 ~ 500** 克
实际摄入量 **400** 克（2 种）
推荐：牛奶 300 克，酸奶 100 克

动物性食物

膳食指南要求 **120 ~ 200** 克
实际摄入量 **160** 克（4 种）
推荐：虾仁 30 克，鸡蛋 60 克，鸡胸肉 30 克，猪瘦肉 40 克

水果类

膳食指南要求 **150 ~ 200** 克
实际摄入量 **100** 克（2 种）
推荐：草莓、李子各 50 克

蔬菜类

膳食指南要求 **300 ~ 500** 克
实际摄入量 **500** 克（10 种）
推荐：南瓜、芦笋各 50 克，圣女果 20 克，绿豆芽、金针菇、菠菜各 30 克，鲜香菇 40 克，油菜、胡萝卜各 60 克，大白菜 130 克

薯类

膳食指南要求 **50 ~ 100** 克
实际摄入量 **50** 克（1 种）
推荐：土豆 50 克

谷类

膳食指南要求 **200 ~ 300** 克
实际摄入量 **280** 克（6 种）
推荐：玉米粒 125 克，藜麦 5 克，面粉 50 克，荞麦粉 30 克，薏米 20 克，大米 50 克

芦笋虾仁沙拉

材料 芦笋 150 克，藜麦 15 克，虾仁、圣女果、熟玉米粒各 60 克，鸡蛋 3 个。

调料 油醋汁适量。

做法

1 芦笋洗净，去根，切小段，煮熟；藜麦洗净，放入沸水中煮熟。

2 虾仁洗净，挑去虾线，煮熟；圣女果洗净，对半切开；鸡蛋洗净，煮熟，剥壳，切片。

3 将所有材料放盘中，拌油醋汁即可。

早

热量/人
148 千卡

油醋汁帮助控糖
比起重油重盐的调料，油醋汁更有益于控糖。
日常生活中，可以将橄榄油、醋、蒜末、柠檬汁、盐、黑胡椒粉搅匀，即为油醋汁。

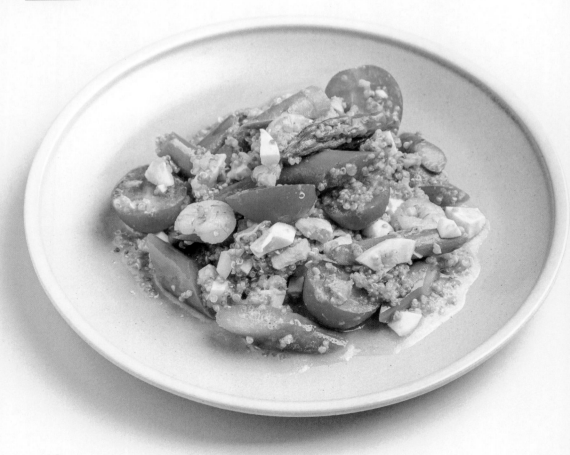

南瓜薏米饭

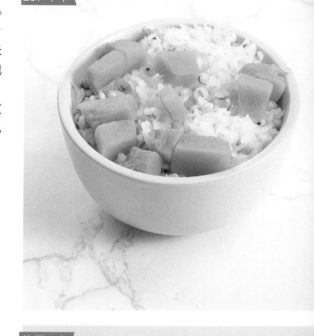

热量/人 257 千卡

材料 薏米60克，南瓜、大米各150克。

做法

1 南瓜洗净，去皮、去瓤，切块；薏米洗净，浸泡3小时；大米洗净，浸泡30分钟。

2 将大米、薏米、南瓜块和适量清水放入电饭锅中，按下"蒸饭"键，至电饭锅提示米饭蒸好即可。

保护胰岛细胞

南瓜薏米饭含有多糖、膳食纤维等，能减少氧自由基对胰岛细胞的损伤。

醋熘白菜

热量/人 16 千卡

材料 大白菜240克。

调料 醋、盐、葱花、花椒各适量。

做法

1 大白菜洗净，切段。

2 锅内倒油烧热，下花椒、葱花炸至表面变黑，捞出，放大白菜段翻炒至熟，出锅前加醋、盐调味即可。

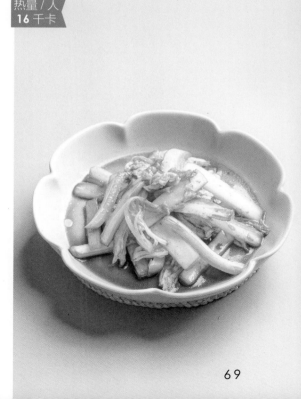

放点醋，营养吸收好

炒大白菜放点醋，有利于其中钙、铁的吸收，帮助控糖降压。

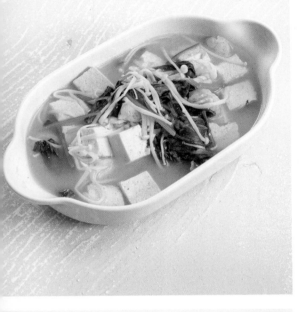

热量/人
107 千卡

金针菠菜豆腐煲

材料 豆腐 300 克，金针菇、菠菜各 90 克，虾仁 30 克。

调料 盐 2 克，生抽、香油各适量。

做法

1 豆腐洗净，切块；金针菇、菠菜去根，洗净，菠菜焯水；虾仁去虾线，洗净。

2 锅中倒入清水大火烧开，放入豆腐块、金针菇转中火煮 10 分钟，放入虾仁、菠菜煮熟，加盐、生抽调味，淋上香油即可。

 减轻胰岛负担
金针菠菜豆腐煲富含优质蛋白质、叶酸、维生素 C 等，有助于增强饱腹感，减轻胰岛负担。

热量/人
322 千卡

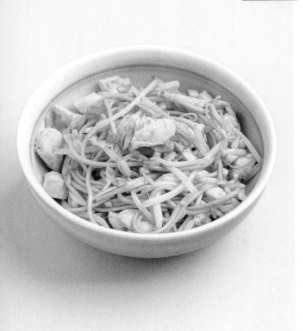

荞麦担担面

材料 面粉 150 克，荞麦粉、鸡胸肉、绿豆芽各 90 克。

调料 生抽适量，蒜末、葱花各 5 克，香油 3 克，盐、花椒粉各 1 克。

做法

1 荞麦粉和面粉混合，加入适量清水，揉成光滑的面团，用面条机压成面条。

2 鸡胸肉洗净，煮熟，切小丁；绿豆芽洗净，入沸水焯一下，捞出。

3 碗中放入生抽、花椒粉、香油、蒜末、葱花、盐，调成味汁。

4 将荞麦面条放入沸水中煮熟，捞出，加入鸡丁、绿豆芽，调入味汁即可。

香菇油菜 晚

热量 / 人
18 千卡

材料 油菜 180 克，鲜香菇 120 克。

调料 盐 1 克，生抽 2 克，葱末、姜末各适量。

做法

1 油菜择洗干净，沥干；鲜香菇洗净，切片。

2 锅内放油烧热，放入葱末、姜末爆香，放香菇片，加生抽翻炒均匀，放油菜炒熟，加盐即可。

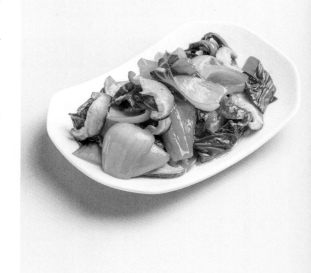

平稳血糖 🏃
香菇富含抗氧化成分，油菜富含膳食纤维和维生素 C，可调节糖代谢。

热量 / 人
76 千卡

胡萝卜炒肉丝 晚

材料 胡萝卜 180 克，猪瘦肉 120 克。

调料 葱丝、姜丝各 4 克，盐 3 克，生抽少许。

做法

1 胡萝卜洗净，切丝；猪瘦肉洗净，切丝，用生抽腌渍 5 分钟。

2 锅内倒油烧至七成热，用葱丝、姜丝炝锅，下入肉丝翻炒至变色，再放入胡萝卜丝煸炒，加盐和适量水稍焖至熟，加盐调味即可。

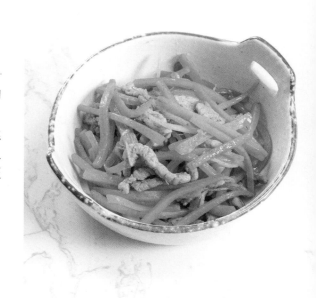

保护心血管 🏃
胡萝卜中含有大量的 β - 胡萝卜素，可保护胰岛细胞免受自由基损伤，还能保护心血管。胡萝卜中的胡萝卜素是脂溶性物质，用油炒或与肉类一起烹煮，更有利于营养成分的吸收。

周日　　　总热量 1764 千卡

早餐（512 千卡）

蔬菜鸡蛋饼

196 千卡
鸡蛋 60 克
胡萝卜、油菜、
火腿各 30 克

玉米蔬菜沙拉
119 千卡

玉米粒、黄瓜、
圣女果、酸奶
各 50 克
胡萝卜、柠檬
各 20 克

蒸芋头
28 千卡

芋头 50 克

加餐（169 千卡）

牛奶玉米汁
牛奶 150 克
玉米粒 50 克

柚子
50 克

午餐（524 千卡）

荠菜虾仁馄饨
160 千卡
馄饨皮 50 克
（相当于 42 克面粉）
虾仁 10 克
荠菜 60 克

洋葱烧猪扒
69 千卡
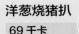
猪扒 40 克
洋葱 30 克

豌豆鸡肉豆腐汤
112 千卡

豆腐 60 克
豌豆 20 克
鸡胸肉、番茄各 30 克

加餐（183 千卡）

全麦面包
2 片，72 克
（相当于全
麦粉48克）

晚餐（503 千卡）

杂粮馒头
287 千卡
小米面 30 克
玉米面 10 克
面粉 40 克

茄汁菜花
21 千卡
菜花、番茄
各 50 克

牡蛎萝卜丝汤
30 千卡

白萝卜 50 克
牡蛎肉 30 克

加餐（165 千卡）

酸奶　　　**开心果**
100 克　　　15 克

食物搭配

膳食指南要求：平均每天摄入 **12** 种以上食物，每周 **25** 种以上

实际摄入量：全天摄入食物共 **27** 种

大豆及坚果类

膳食指南要求 **25 ~ 35** 克
实际摄入量 **35** 克（2 种）

推荐：豆腐 60 克（相当于 20 克大豆），开心果 15 克

奶及奶制品

膳食指南要求 **300 ~ 500** 克
实际摄入量 **300** 克（2 种）

推荐：牛奶、酸奶各 150 克

动物性食物

膳食指南要求 **120 ~ 200** 克
实际摄入量 **200** 克（5 种）

推荐：鸡蛋 60 克，虾仁 10 克，猪肉 70 克（火腿 30 克，猪扒 40 克），鸡胸肉、牡蛎肉各 30 克

水果类

膳食指南要求 **150 ~ 200** 克
实际摄入量 **70** 克（2 种）

推荐：柠檬 20 克，柚子 50 克

蔬菜类

膳食指南要求 **300 ~ 500** 克
实际摄入量 **470** 克（10 种）

推荐：荠菜 60 克，番茄 80 克，洋葱、油菜各 30 克，菜花、白萝卜、黄瓜、圣女果、胡萝卜各 50 克，豌豆 20 克

薯类

膳食指南要求 **50 ~ 100** 克
实际摄入量 **50** 克（1 种）

推荐：芋头 50 克

谷类

膳食指南要求 **200 ~ 300** 克
实际摄入量 **270** 克（5 种）

推荐：小米面 30 克，玉米面 10 克，面粉 82 克，玉米粒 100 克，全麦粉 48 克

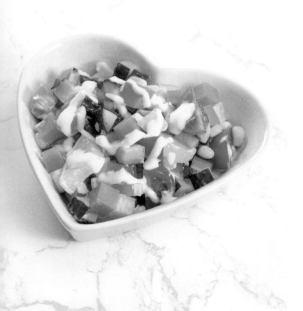

蔬菜鸡蛋饼

材料 鸡蛋3个，胡萝卜、油菜、火腿各90克。

调料 葱花、盐各适量。

做法

1 胡萝卜去皮，洗净，切小丁；油菜洗净，切小丁；火腿切小丁。

2 将上述食材放在容器里，加鸡蛋、盐、葱花，搅拌均匀。

3 平底锅加少许油热锅，倒薄薄一层鸡蛋液，鸡蛋液凝固后从边缘卷起，盛出切块即可。

热量/人
196千卡

热量/人
119千卡

玉米蔬菜沙拉

材料 玉米粒、黄瓜、圣女果、酸奶各150克，胡萝卜、柠檬各60克。

做法

1 胡萝卜、黄瓜洗净，切丁；柠檬、圣女果切片。

2 将玉米粒、胡萝卜丁煮熟，捞出，凉凉。

3 将玉米粒、胡萝卜丁、黄瓜丁、圣女果片、柠檬片装入碗中，加入酸奶拌匀即可食用。

> **平稳血糖**
> 玉米蔬菜沙拉含有丰富的膳食纤维、镁、维生素C等，能平稳血糖、血脂，改善糖耐量，强化胰岛功能。

材料 馄饨皮 150 克，虾仁 30 克，荠菜 180 克。

调料 葱花、生抽各 5 克，盐 2 克，香油 3 克。

做法

1 虾仁洗净，去虾线，切碎；荠菜洗净，焯水，切末。

2 将荠菜末、虾仁碎、盐、生抽、香油拌匀，制成馅料；取馄饨皮，包入馅料，做成馄饨生坯。

3 锅内加水烧开，倒碗中，放盐、香油，调成汤汁。

4 另起锅，加清水烧开，下入馄饨生坯煮熟，捞入碗中，撒上葱花即可。

荠菜虾仁馄饨

午

热量/人
160 千卡

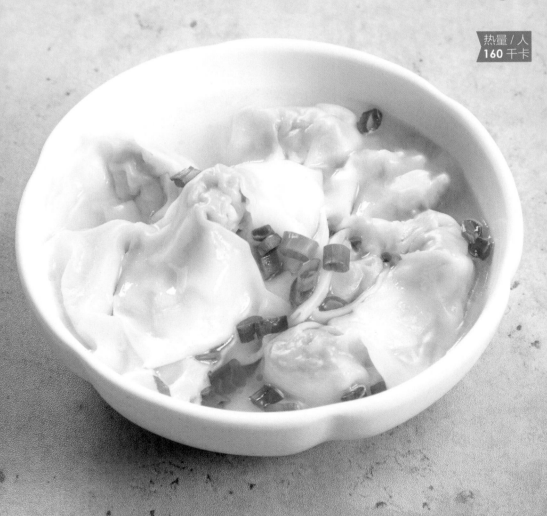

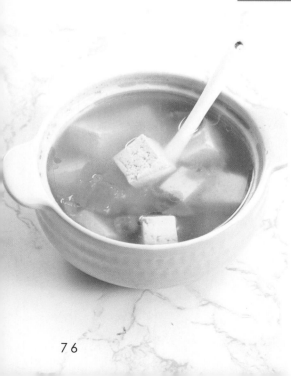

热量/人
69 千卡

洋葱烧猪扒

材料　猪扒 120 克，洋葱 90 克。

调料　盐、黑胡椒粉各适量。

做法

1　猪扒洗净，用肉锤锤松，用盐、黑胡椒粉腌 5 小时；洋葱去老皮，洗净，切丝。

2　锅内倒油烧热，将猪扒煎至两面呈黄色，再加入少许清水，煮至猪扒熟透，盛出。

3　锅底留油烧热，爆香洋葱丝，炒软后放在猪扒上即可。

减少胆固醇的吸收
洋葱和猪扒搭配做菜，不仅味美，还可以减少机体对猪肉中胆固醇的吸收。

热量/人
112 千卡

豌豆鸡肉豆腐汤

材料　豆腐 180 克，鸡胸肉、番茄各 90 克，豌豆 60 克。

调料　盐 2 克，香油 1 克。

做法

1　豆腐洗净，切小块，在沸水中煮 1 分钟；鸡胸肉洗净，切丁；番茄洗净，去皮，切丁；豌豆洗净。

2　将豆腐块、鸡丁、番茄丁、豌豆和适量清水放入锅中，大火煮沸后转小火煮 10 分钟，加盐调味，淋上香油即可。

促进糖代谢
豌豆鸡肉豆腐汤含有丰富的锌、优质蛋白质、B 族维生素等，能增强机体对葡萄糖的利用。

茄汁菜花 晚

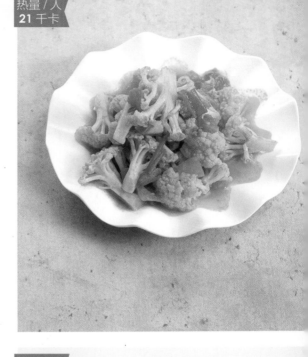

热量/人
21 千卡

材料　菜花、番茄各 150 克。

调料　盐 1 克。

做法

1. 菜花洗净，掰小朵，放入沸水中煮熟，捞出沥干；番茄洗净，切小块。

2. 锅内倒油烧至七成热，倒入番茄块翻炒至软，倒入菜花，加入盐调味即可。

稳定血糖
茄汁菜花含番茄红素、铬等，能帮助人体调节糖代谢、抗氧化，有助于稳定血糖。

热量/人
30 千卡

牡蛎萝卜丝汤 晚

材料　白萝卜 150 克，牡蛎肉 90 克。

调料　葱丝、姜丝、葱花各 5 克，盐、香油各 3 克。

做法

1. 白萝卜去根须，洗净，切丝；牡蛎肉洗净泥沙。

2. 锅置火上，加适量清水烧沸，倒入白萝卜丝煮至九成熟，放入牡蛎肉、葱丝、姜丝煮至白萝卜丝熟透，用盐调味，淋上香油，撒上葱花即可。

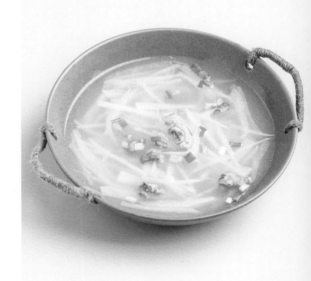

不同场景的三餐解决方案

外卖或应酬时的点餐技巧

- 多点蔬菜、豆制品，减少畜禽肉类菜品的比例。
- 优先选择凉拌、蒸、白灼、清炒、清炖、烤箱烤等烹调方式，不点或少点熏、煎、炸类。糖醋、鱼香、干锅类少点。有的菜品虽然是素菜，也不宜多点，如干锅娃娃菜、干煸四季豆等。
- 主食多选含粗粮杂豆的，比如杂粮包、荷叶饼、五谷丰登等，尽量不要点加油、盐、糖的主食，比如葱花酥饼、炒粉、麻团、炒面之类。

便当搭配技巧

- 主食粗细搭配，以满足热量和体能需求。也可用红薯、紫薯、南瓜等代替部分米面，以增加饱腹感，辅助控糖。
- 色彩丰富的蔬菜：以满足维生素和膳食纤维需求，优选根茎类蔬菜，二次加热也不变色。
- 优质蛋白质类食物要充足，选低脂瘦肉（如鸡胸肉、牛瘦肉）、蛋奶等。
- 避免拌饭、炒面、盖浇饭类。

年节餐控糖技巧

- 品种和进食量都可以稍稍增加，但放松不等于放纵，必须适度。煎炸食品一般不建议吃。汤圆属于甜食，可以选择专门给糖尿病患者食用的汤圆，最多只能吃1颗。含糯米的食物也不能多吃，因为糯米的生糖指数较高，对血糖水平影响较大，且糯米放凉后不易消化。此外，肉包、饺子等也尽量控制。
- 饮食定时定量有规律。逢年过节生活节奏容易被打乱，对血糖控制不友好。建议糖尿病患者三餐定时定量。如果正餐吃得较多，加餐最好减量，多用蔬菜、低脂奶等作为加餐，以免影响血糖、增加体重。

第三章

优选三餐主食，控好一半血糖

全谷物和杂豆，食材多样化，复合碳水是王道

全谷物是指保留了整个谷粒结构，包括胚乳、胚芽和部分种皮的谷物。全谷物的表皮富含B族维生素、矿物质和膳食纤维等营养素，对控制血糖非常有益。

主食宜粗细搭配，多加豆

糖尿病患者的主食最好做到粗细搭配，把多种粮食混合在一起食用，可以起到蛋白质互补，提高谷类蛋白质的营养价值。尤其是把富含植物蛋白的红豆、芸豆、绿豆、蚕豆、豌豆和米面混合烹调，做成各种杂粮饭，有助于控制餐后血糖，还能摄入更多的营养素。这里简单给出日常饮食中粗细搭配的2种方法作参考。

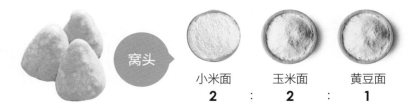

窝头

小米面　玉米面　黄豆面
2　：　**2**　：　**1**

将小米面、玉米面、黄豆面按照2：2：1的比例做成窝头，或将70%的玉米面与30%的黄豆面搭配做成馒头，不仅营养更丰富，味道也更好。

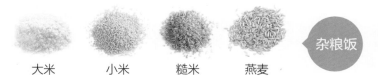

大米　　小米　　糙米　　燕麦　　杂粮饭

蒸米饭时加点小米、糙米、燕麦，煮白米粥时加一把燕麦片、红豆、豌豆等，磨豆浆时加一把紫米、黑豆、绿豆等，把白面煎饼改成杂粮煎饼等，这样就能做到"粗细搭配"。

血糖高，注意用复合碳水代替简单碳水

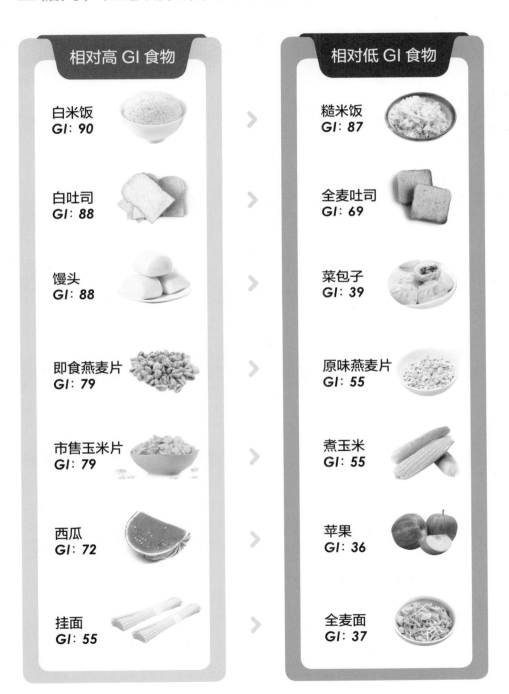

相对高 GI 食物

白米饭
GI: 90

白吐司
GI: 88

馒头
GI: 88

即食燕麦片
GI: 79

市售玉米片
GI: 79

西瓜
GI: 72

挂面
GI: 55

相对低 GI 食物

糙米饭
GI: 87

全麦吐司
GI: 69

菜包子
GI: 39

原味燕麦片
GI: 55

煮玉米
GI: 55

苹果
GI: 36

全麦面
GI: 37

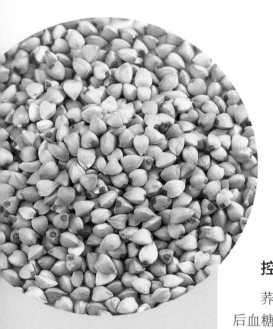

荞麦
增强胰岛素活性

控血糖原理

荞麦所含膳食纤维可帮助改善糖耐量，控制餐后血糖。荞麦中含有铬，有助于增强胰岛素活性，加速糖代谢。

三餐健康吃法

1　做馒头、煎饼：荞麦磨成粉，可做成荞麦馒头、荞麦煎饼。
2　煮饭：用荞麦和大米、玉米一起煮饭，营养更均衡，有利于延缓餐后血糖。

糖尿病患者吃荞麦有诀窍

市场上有荞麦片、荞麦挂面、荞麦面包等出售，糖尿病患者可以根据自己的喜好进行选择。特别是荞麦中的苦荞，性寒、味苦，中医认为其有止渴、清热、泻火之功，对糖尿病有辅助调理作用。另外，吃完荞麦后要多喝水，以促进消化。

热量及营养素含量

（每100克含量）

热量 ………… 337 千卡
糖类 ………… 73.0 克
蛋白质 ………… 9.3 克
脂肪 ………… 2.3 克

GI 值
54（黄）

推荐用量
40 克 / 天

控血糖推荐吃法
煮饭、磨粉

控血糖关键词
膳食纤维、铬

材料　荞麦 40 克，糯米 20 克，大米 80 克，鸡腿肉、洋葱、鲜香菇各 30 克。

调料　生抽、香油各适量。

做法 ·······························

1 荞麦、糯米洗净，浸泡 4 小时；大米洗净，浸泡 30 分钟；香菇洗净，入水焯熟，切丁；洋葱、鸡腿肉洗净，切丁。

2 将大米、荞麦、糯米放入蒸锅内，再放香菇丁、鸡丁、洋葱丁，加入适量水，加入生抽、香油搅匀，蒸熟。

3 将蒸好的饭搅拌均匀，凉至温热，分成大小相同的几份，揉成饭团即可。

控糖，抗氧化 🖊
荞麦饭团含有芦丁、膳食纤维、钾等，具有控糖、抗氧化、促排便的作用。

荞麦饭团

热量/人
182 千卡

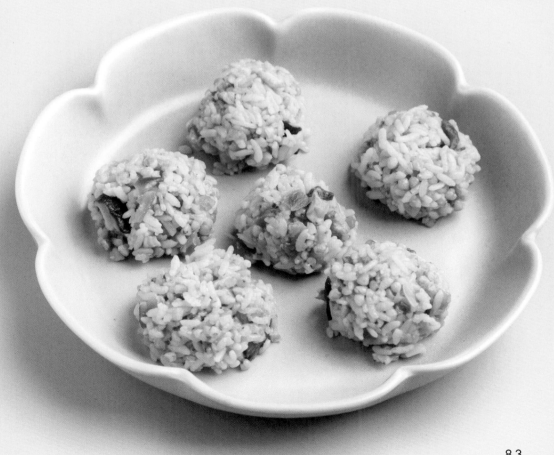

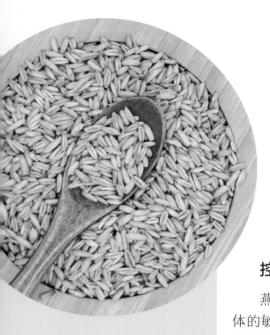

燕麦
延缓餐后血糖上升

控血糖原理

燕麦中的水溶性膳食纤维不仅能提高胰岛素受体的敏感性，而且能促进肠道蠕动，减少糖分吸收，使餐后血糖保持稳定。燕麦中含有的不饱和脂肪酸等，可降低血胆固醇含量，预防糖尿病合并血脂异常。

三餐健康吃法

1 煮粥：燕麦性凉，煮粥时建议混合黑米、紫米、糙米等温性谷物，既养胃气，又有助于控血糖。晚上可用燕麦片加牛奶或少量切碎的瘦肉一起煮，这样易消化。但需注意，糖尿病患者喝粥，不宜煮得太软烂，且要控制食用量。

2 煮饭：燕麦煮饭口感不好，很少用其单独煮饭。一般在煮饭时加点红豆、玉米，做成杂粮饭。

燕麦和大米煮饭更利于控糖

实验证明，做米饭时，加20%的燕麦，有助于稳定餐后血糖。加了燕麦的米饭更有嚼劲，也有助于增加饱腹感。燕麦最好先泡再煮，这样口感更好。

热量及营养素含量

（每100克含量）

热量 ……… 337 千卡

糖类 ………… 66.9 克

蛋白质 ……… 15.0 克

脂肪 ………… 6.7 克

GI 值

55（麸）

推荐用量

40 克 / 天

控血糖推荐吃法

蒸煮

控血糖关键词

膳食纤维、不饱和脂肪酸

材料 大米 100 克，燕麦 50 克，虾仁 60 克，西葫芦 30 克，洋葱、豌豆各 20 克。

调料 生抽 5 克，白胡椒粉少许。

做法

1 大米洗净；燕麦洗净，浸泡 4 小时；将大米、燕麦和适量清水放入电饭锅煮熟，盛出。

2 豌豆洗净，入沸水煮 3 分钟；虾仁洗净，挑去虾线，切丁，加白胡椒粉、少许油略腌；西葫芦、洋葱洗净，切丁。

3 锅内倒油烧至七成热，放入虾仁、洋葱丁、西葫芦丁翻炒，炒至洋葱丁微透明，放入豌豆和燕麦饭，滴入生抽，翻炒片刻即可。

什锦燕麦饭

 午

 晚

热量/人
199 千卡

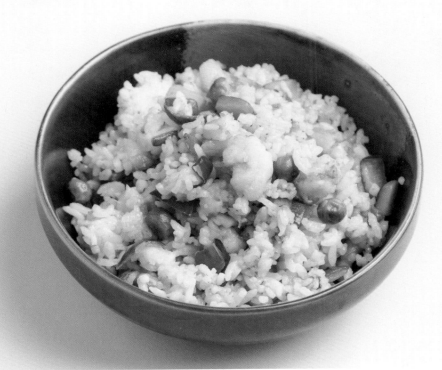

麦片不等于燕麦片

很多人以为麦片就是燕麦片，其实，纯燕麦是用燕麦粒轧制而成，形状比较完整。燕麦煮出来的粥（做成的）糊）较黏稠，这主要是因为其中含有丰富的葡聚糖，燕麦的降血脂、控血糖、高饱腹感都是由它带来的。而现在市售的一些"麦片"或"营养麦片"则是多谷物混合而成的，不仅所含燕麦成分少，还会有麦芽糊精、砂糖等成分，而加入糊精、砂糖的产品食用后易引起血糖波动。所以糖尿病患者在购买时一定要看清配料表，配料中只有燕麦一项的方可购买。

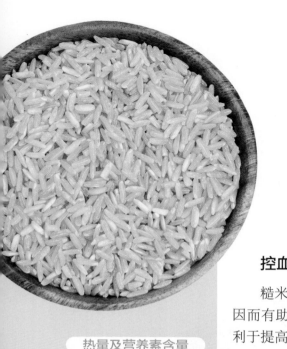

糙米
帮助延缓血糖波动

热量及营养素含量

（每100 克含量）

热量 ……… 368 千卡
糖类 ………… 76.5 克
蛋白质 ………… 7.2 克
脂肪 ………… 2.4 克

GI 值
87（煮）

推荐用量
50 克 / 天

控血糖推荐吃法
蒸煮

控血糖关键词
膳食纤维、B 族维生素

控血糖原理

糙米富含膳食纤维，人体消化吸收速度较慢，因而有助于控血糖。同时，糙米中的B族维生素有利于提高胰岛素的敏感性，对糖耐量受损的人很有帮助。

三餐健康吃法

1　煮粥：糙米浸泡时间越长，煮的时候就越容易烂，容易引起餐后血糖升高，所以糖尿病患者食用糙米，最好不要浸泡太久，以免营养成分丢失、食用后血糖大幅上升。

2　煮饭：可与大米、红豆等一起搭配食用，促进营养成分的吸收。

糙米饭稍凉后吃，更有益控血糖

糙米中的常见多酚类抗氧化剂阿魏酸对糖尿病肾病具有预防和治疗作用，不过糙米饭刚煮出来趁热吃，容易升血糖。糖尿病患者可将糙米做成饭团、饭卷，凉凉后吃，对控血糖更有益。

材料 糙米、西葫芦、酸奶各 100 克，巴旦木 25 克，提子干 10 克，生菜 40 克。

调料 柠檬汁 10 克。

做法

1 糙米洗净，浸泡 2 小时，放入电饭锅中，加适量热水做成糙米饭，盛出凉凉。

2 西葫芦洗净，切丝，焯熟；生菜洗净，沥干；酸奶中加柠檬汁调成酸奶酱。

3 生菜铺盘底，摆上其他材料，淋上酸奶酱即可。

热水煮糙米饭营养损失少

糙米质地较硬，口感粗糙，在煮糙米时，可以用热水煮饭，可缩短煮饭时间，以减少糙米中维生素的流失，提高控糖效果。

糙米巴旦木沙拉

午
晚

热量/人
205 千卡

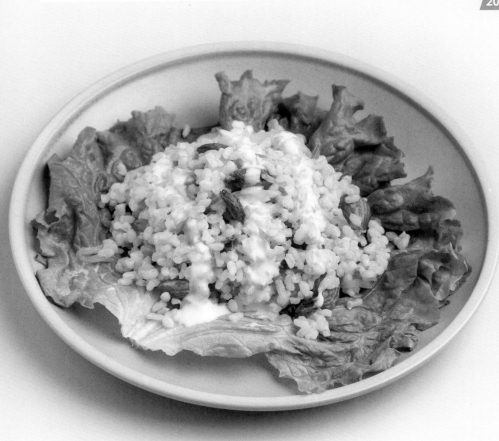

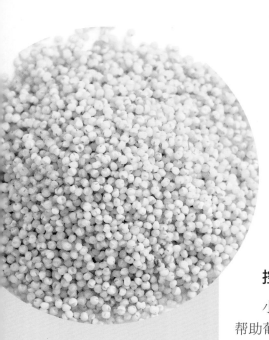

小米
利尿消肿

热量及营养素含量

（每100克含量）

热量 ………… 361 千卡
糖类 ………… 75.1 克
蛋白质 ……… 9.0 克
脂肪 ………… 3.1 克

GI 值

71（煮）

推荐用量

50 克 / 天

控血糖推荐吃法

蒸煮

控血糖关键词

维生素 B_1

控血糖原理

小米中的维生素B_1可参与糖类和脂肪的代谢，帮助葡萄糖转变成热量。小米对糖尿病患者服药引起的胃肠道反应有辅助治疗作用。

三餐健康吃法

1　煮粥：煮小米粥时，可加入核桃仁、豆类同煮，不仅味道好，而且可以降低小米粥的生糖指数。另外，煮小米粥时不宜放碱，因为碱会破坏小米中的维生素，造成营养流失。

2　做面食：小米还可以磨成粉搭配面粉等，用于制作煎饼、杂粮馒头等。

小米和肉类、蔬菜同食更健康

小米含赖氨酸较少，蛋白质质量不高，糖尿病患者不宜长期以小米为主食，最好和肉类、蔬菜同食，这样不仅可以提供更全面的氨基酸种类，还可以降低小米的生糖指数。

注：糖友谨慎喝五谷豆浆。添加了谷物的豆浆，应作为主食食用，不能作为纯豆浆食用。且建议监测餐后血糖，如果对血糖影响较大，则不宜食用。

材料 小米面 90 克，黄豆面 30 克，面粉 120 克，酵母 5 克。

做法

1 将酵母用温水化开并调匀；小米面、黄豆面、面粉倒入容器中，慢慢加酵母水和适量清水搅拌均匀，揉成表面光滑的面团，醒发 40 分钟。

2 将醒发好的面团搓粗条，切成大小均匀的面剂子，逐个团成圆形，制成馒头生坯，送入烧开的蒸锅蒸 15 ~ 20 分钟即可。

发酵馒头时不宜用碱
发酵馒头等主食时，有时会添加碱，这在无形中增加了钠的摄入量，要改用酵母粉来制作。

杂粮馒头

午
晚

热量/人
287 千卡

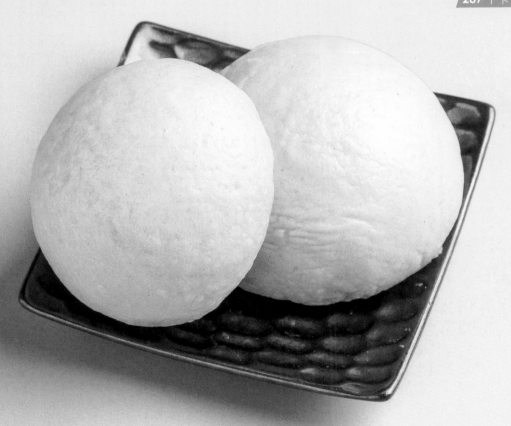

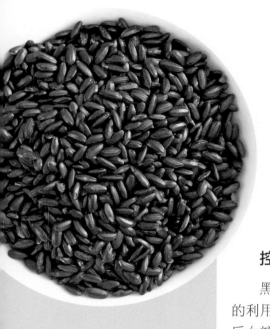

黑米
提高胰岛素的利用率

控血糖原理

黑米中的膳食纤维和活性成分可以提高胰岛素的利用率，延缓小肠对糖类和脂肪的吸收，控制餐后血糖水平。黑米中富含黄酮类物质，有助于预防动脉粥样硬化。

三餐健康吃法

1 煮粥：用黑米和花生、豆类煮粥，最好用高压锅烹煮，只需20分钟左右即可食用。黑米较硬，如果不煮烂则不易消化；但煮得过烂又会影响血糖。所以煮黑米时应注意把握好软硬度。

2 煮饭：煮黑米饭，黑米和水的比例为1：2.5，煮熟即可打开锅盖，减少焖煮，降低糊化程度，帮助控糖。

浸泡黑米有办法

由于黑米口感粗糙，可以在烹制前浸泡一段时间，使黑米至用手指一掐一撮就开裂的状态。为了不让黑米中的色素流失，可以在浸泡前把黑米轻轻淘洗干净，然后用清水浸泡，浸泡后的米和水一起倒入锅中蒸煮。

热量及营养素含量

（每100克含量）

热量	341 千卡
糖类	72.2 克
蛋白质	9.4 克
脂肪	2.5 克

GI 值

55（黑米饭）

推荐用量

50 克 / 天

控血糖推荐吃法

蒸煮

控血糖关键词

膳食纤维、黄酮类

黑米藜麦饭

材料　黑米 60 克，藜麦 30 克，大米 90 克。

做法 ⋯⋯⋯⋯⋯⋯⋯⋯⋯⋯⋯⋯

1　黑米、藜麦、大米分别洗净，黑米、藜麦浸泡 4 小时。

2　将黑米、藜麦、大米放入电饭锅内，加入适量水，按下"蒸饭"键，煮熟即可。

> 黑米 + 藜麦 + 大米，控糖效果好 🖊
> 黑米藜麦饭富含膳食纤维、B 族维生素等，能延缓餐后血糖上升速度，帮助控血糖。

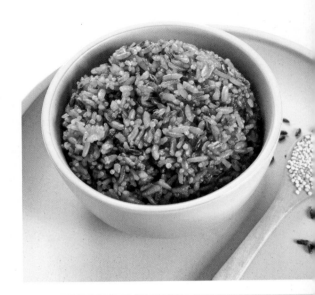

热量 / 人
208 千卡

黑米红豆露

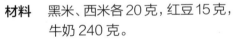

材料　黑米、西米各 20 克，红豆 15 克，牛奶 240 克。

做法

1　红豆洗净，浸泡 4 小时；黑米洗净，浸泡 2 小时。

2　黑米和红豆放入锅中，大火煮沸，转中火煮熟。

3　西米放入锅中，大火煮 8 分钟左右，盖盖焖一会儿，盛出，凉凉。

4　将煮熟的黑米、红豆、西米放入碗中，加入牛奶，搅拌均匀即可。

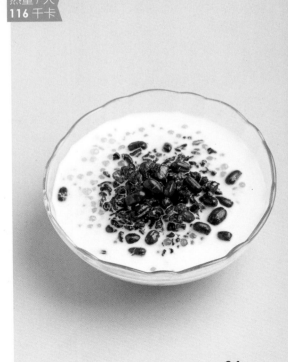

热量 / 人
116 千卡

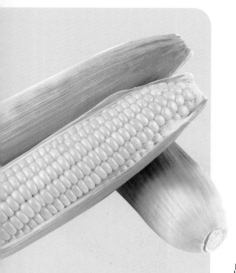

玉米
胰岛素的加强剂

控血糖原理

玉米中含有的镁、铬、谷胱甘肽等具有调节胰岛素分泌的功效，有助于预防糖尿病、调控血糖。

三餐健康吃法

1 煮粥：可搭配大米、红豆、绿豆等煮粥，口感、营养都不错。

2 煮饭：可搭配其他粗粮做杂粮饭，玉米高纤、高钾、低嘌呤，有助于糖尿病患者降低合并症风险。

3 直接煮、炒：煮玉米棒、用玉米粒炒菜也是日常常见食谱。

玉米须泡水或煮粥辅助控糖

玉米须中的多糖能帮助调控血糖，促进肝糖原合成，其所含的皂苷也有辅助调理糖尿病的作用。玉米须可泡水饮用，也可煮粥。选用玉米须以当季新鲜玉米须为佳，陈玉米须药效稍差。

热量及营养素含量

（每100克含量）

热量 ………… 112千卡
糖类 ………… 22.8克
蛋白质 ………… 4.0克
脂肪 ………… 1.2克

GI值
55（甜，煮）

推荐用量
50～100克/天

控血糖推荐吃法
蒸煮

控血糖关键词
膳食纤维、镁、谷胱甘肽

玉米鸡蛋汤　 早 午 晚

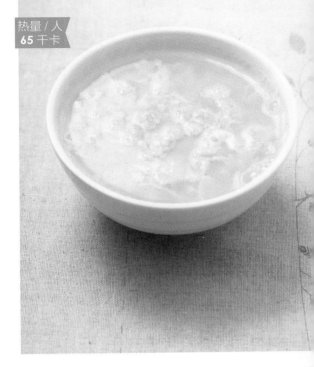

热量 / 人
65 千卡

材料　玉米粒 100 克，鸡蛋 1 个。

调料　盐适量。

做法

1. 玉米粒洗净，用榨汁机打成玉米蓉；鸡蛋打散备用。
2. 锅中放清水，煮沸后放玉米蓉不停搅拌。
3. 煮沸后，淋入鸡蛋液，出锅前加盐即可。

食用时应把胚芽全部吃掉
玉米胚芽中富含维生素 E，可降低血液中的胆固醇浓度，控糖、降血脂。

松仁玉米　 午 晚

热量 / 人
124 千卡

材料　嫩玉米粒 200 克，黄瓜 50 克，去皮松仁 30 克。

调料　盐 2 克。

做法

1. 玉米粒洗净，焯水，捞出；松仁煎香，捞出；黄瓜洗净，切丁。
2. 油锅烧热，放玉米粒、黄瓜丁炒熟，加盐略炒，加松仁炒匀即可。

食材巧搭配，焯烫更省油
松仁富含亚油酸、亚麻酸，玉米富含膳食纤维，二者搭配可促进胆固醇排出，降低血液黏度。玉米用沸水焯烫后烹制，可减少炒菜用油，更适合糖尿病患者食用。

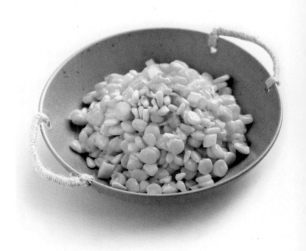

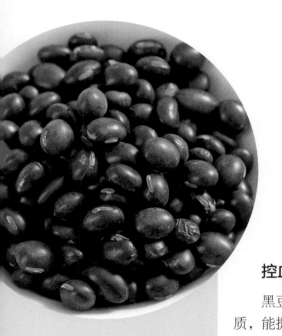

黑豆
补钙，提高胰岛素受体敏感性

热量及营养素含量

（每100克含量）

热量 ………… 401千卡
糖类 ………… 33.6克
蛋白质 ………… 36.0克
脂肪 ………… 15.9克

推荐用量

30克/天

控血糖推荐吃法

炖煮

控血糖关键词

铬、花青素、膳食纤维

控血糖原理

黑豆含有丰富的铬、花青素、膳食纤维和蛋白质，能提高糖尿病患者对胰岛素的敏感性，有助于糖尿病的调理。

三餐健康吃法

1 煮粥：干黑豆淘洗干净后宜用清水浸泡4~6小时，然后再煮粥，营养更易吸收。
2 凉拌：凉拌黑豆时，可用香油提味，不但能减少豆腥味，还可减少烹调用油，适合糖尿病患者食用。

食用黑豆不宜去皮

黑豆皮富含具有抗衰老作用的花青素等物质，能清除体内自由基，非常适合糖尿病患者，因此食用黑豆时不宜去皮。

材料 黑豆 80 克，芹菜 100 克，红彩椒 50 克。

调料 盐 5 克，香油 2 克，醋、大料、干辣椒、花椒、肉桂、陈皮各适量。

做法

1 黑豆洗净，用清水浸泡 6 小时；芹菜洗净，切丁，焯烫；红彩椒去蒂洗净，切丁。

2 锅内放水，加入盐、大料、干辣椒、花椒、肉桂、陈皮煮开，放入黑豆、泡黑豆的水煮熟，捞出。

3 芹菜丁、红彩椒丁、黑豆中加盐、香油、醋，拌匀即可。

黑豆水的巧用 ✎
浸泡黑豆的水应与黑豆一起放入锅内，这样可以最大限度地保留其营养素，控糖效果佳。

凉拌黑豆

午

晚

热量 / 人
115 千卡

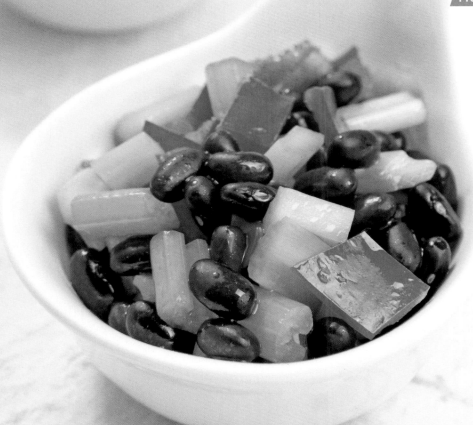

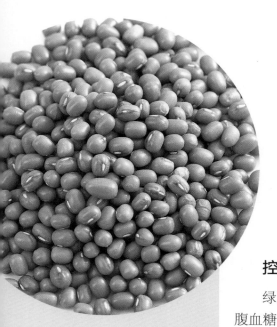

绿豆
调控餐后血糖

热量及营养素含量

（每100克含量）

热量 ········· 329 千卡
糖类 ········· 62.0 克
蛋白质 ········· 21.6 克
脂肪 ········· 0.8 克

GI 值
27

推荐用量
30 克 / 天

控血糖推荐吃法
蒸煮

控血糖关键词
钾、膳食纤维

控血糖原理

绿豆的血糖生成指数低，对糖尿病患者控制空腹血糖、餐后血糖有益。中医认为，绿豆有止渴降糖、消水肿、利小便的作用，对糖尿病合并肾病有一定的辅助治疗作用。

三餐健康吃法

1 煮粥、做汤：糖尿病患者在做绿豆粥或绿豆汤时，绿豆不宜煮得过烂，煮得太烂会破坏绿豆所含的有机酸和维生素，其清热解毒、控制血糖的功效会大打折扣。煮至绿豆稍开花即可，也可将绿豆提前用蒸锅蒸熟后再煮粥。

2 发豆芽：绿豆也可发绿豆芽。在发绿豆芽的过程中维生素C含量大大增加，并且绿豆芽热量极低，适合糖尿病患者食用。

不要通过加碱来缩短煮绿豆的时间

很多人觉得泡绿豆和煮绿豆很花时间，所以通过加碱来缩短煮绿豆的时间，殊不知这样做会降低绿豆的营养价值。想短时间内把绿豆煮熟，可提前泡一泡或蒸一下。

绿豆汤

热量/人
110 千卡

材料 绿豆 100 克。

做法

1 将绿豆洗净，沥干水分后倒入高压锅中。

2 在高压锅中加入沸水，煮 25 ~ 30 分钟至绿豆开花即可关火。

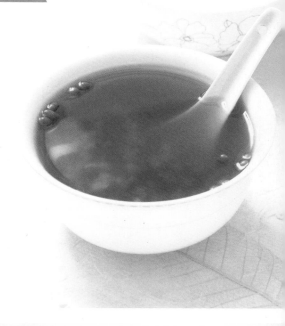

高压锅煮绿豆汤，利于保留营养成分
绿豆汤中溶出的酚类物质在空气中易发生氧化反应使汤色变红。而用高压锅煮绿豆汤可保留绿豆营养成分，避免发生氧化。

高纤绿豆饭

热量/人
162 千卡

材料 绿豆、薏米各 30 克，糙米 60 克，豌豆、胡萝卜各 50 克。

做法

1 绿豆、薏米、糙米洗净，浸泡 4 小时；豌豆洗净；胡萝卜洗净，切丁。

2 将绿豆、薏米、糙米、豌豆、胡萝卜丁一起放入电饭锅中，加入适量清水，按下"蒸饭"键，煮好后稍凉即可食用。

增强饱腹感
绿豆、薏米、糙米中含有丰富的膳食纤维，能增强饱腹感，可帮助糖尿病患者减少进食量。

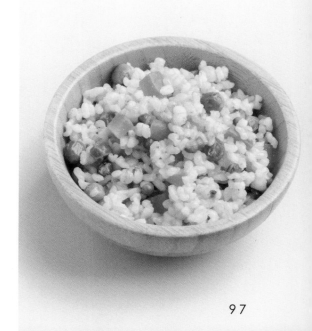

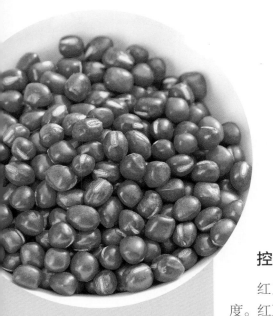

红豆
延缓餐后血糖上升速度

控血糖原理

红豆富含膳食纤维，可延缓餐后血糖上升速度。红豆还富含钾，有助于控血压，预防高血压。

三餐健康吃法

1 煮饭：红豆适合与大米、红薯等一同蒸煮，对控制血糖也有利。
2 做汤：晚饭可用红豆做汤，加入适量紫菜，这样就可以不放盐，从而降低盐的摄入，尤其适合糖尿病合并高血压患者食用。

蒸煮红豆的时间要恰当

红豆尽量用水浸泡至软，这样烹制熟得更快。当电饭锅提示米饭蒸好后，就要把米饭盛出来，不要继续使其受热，这样可以降低米饭的糊化程度，更适合糖尿病患者食用。

热量及营养素含量
（每100克含量）

热量 ……… 324 千卡
糖类 ……… 63.4 克
蛋白质 ……… 20.2 克
脂肪 ……… 0.6 克

GI 值
26

推荐用量
30 克 / 天

控血糖推荐吃法
蒸煮

控血糖关键词
膳食纤维、钾

莲藕紫菜红豆汤

热量 / 人
59 千卡

材料 莲藕 150 克，红豆 30 克，紫菜 3 克。

调料 盐 2 克。

做法

1 莲藕去皮，用清水洗净，切块；紫菜洗去泥沙；红豆洗净，浸泡 4 小时。

2 将红豆、莲藕块放入砂锅内，加入适量清水大火煮开，小火炖煮 1.5 小时，加紫菜煮熟即可。

调理补虚
莲藕富含蛋白质、膳食纤维、维生素 C 及钙、磷、铁等矿物质，与红豆、紫菜一起煮汤，适合高血压、糖尿病等患者。

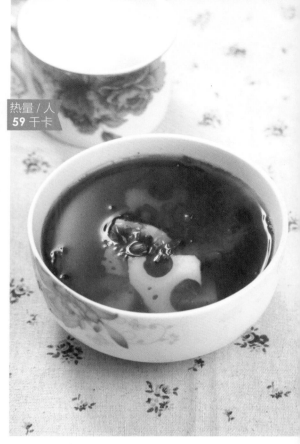

玉米红豆饭 午 晚

热量 / 人
196 千卡

材料 红豆、玉米碎、大米各 75 克。

做法

1 红豆、玉米碎、大米分别淘洗干净；大米浸泡 30 分钟；玉米碎、红豆各浸泡 4 小时。

2 将所有食材放入电饭锅内，加入适量水，按下"蒸饭"键，待提示饭蒸好即可。

玉米红豆饭蒸熟后别继续焖煮
做玉米红豆饭时，电饭锅提示米饭蒸熟即可盛出，不要在锅内继续加热，以免过度糊化，食用后使餐后血糖骤升。

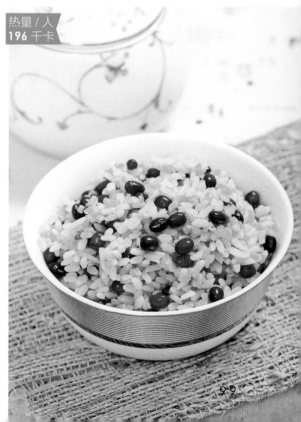

薯类主食化，控糖有讲究

薯类包括红薯、土豆、山药等，虽然淀粉含量比普通蔬菜高，却是低脂、高膳食纤维食物，且饱腹感强，有润肠通便、利水补虚的作用。相比精白米面，只要烹饪得当，对控糖很有益。对糖尿病患者来说，控制饮食过程中，往往感到饥饿难忍，特别是刚患糖尿病的人。如何解决这一问题呢？薯类就是不错的选择。

红薯、土豆、山药等薯类，饱腹感强，在总热量摄入量不超标的前提下，用薯类代替部分谷类或彼此混合食用，不仅抗饿，也有利于控制食量。

一图看懂每天吃多少

薯类 50~100 克

100克 土豆

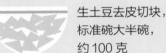

11厘米（3.3寸）
生土豆去皮切块，标准碗大半碗，约100克

成人拳头大小的土豆约100克

薯类主食化

薯类可以直接作为主食食用，烹饪时不加油、盐、糖，不油炸，采用蒸、煮、微波或烤箱烤等方式，比如烤红薯、蒸土豆等。也可以切块放入大米中蒸熟同食。需要注意的是，进食薯类食物后要相应减少米面等主食的摄入量，以控制总热量。

大米25克	≈	红薯	≈	土豆	≈	芋头	≈	山药
（熟约1/4碗米饭）		150克		150克		150克		150克

薯类做成菜肴

炒、拌土豆丝是烹制土豆最常见的方法。其实薯类还可以与其他蔬菜、肉类搭配，如土豆炖牛肉、芋头烧鸡、山药炖排骨、土豆沙拉等，都是十分美味且营养丰富的菜肴。对于糖尿病患者而言，凉拌可能更有助于控糖。

薯类作加餐零食

提到薯类零食，大家常想到的就是薯片、红薯干，但是不推荐糖尿病患者食用高油高盐的薯片、糖分浓缩的红薯干！建议将红薯、芋头、山药煮熟，作为日常加餐的小零食。

薯类虽好，但不能完全替代主食

1 **薯类不宜多吃**
薯类吃多了容易引起胀气、烧心、反酸等不适。

2 **薯类蛋白质含量低**
长期以薯类为主食易发生低蛋白水肿型营养不良。所以薯类要适当食用，比如每天吃半根红薯，而且一天中只要有一顿饭吃点薯类就足够了，不能完全用薯类作为主食。糖尿病患者的主食可以将精白米面、全谷类或粗粮杂豆、薯类混搭或轮换着食用。这样可以提供更丰富的营养，也有更多的饮食选择。

饮食粗细搭配的健康做法是，一般粗杂粮占主食总量的1/3~1/2，也可以根据个人耐受情况自行调整。另外，要保证主食的多样化。

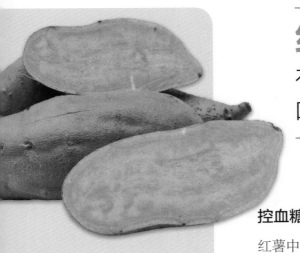

红薯
有助于延缓脂肪的吸收

热量及营养素含量

（每100克含量）

热量 ………… 106千卡

糖类 ………… 25.2克

蛋白质 ……… 1.4克

脂肪 ………… 0.2克

GI值

77（煮）

推荐用量

50～100克/天

控血糖推荐吃法

蒸煮

控血糖关键词

膳食纤维

控血糖原理

红薯中的膳食纤维可以延缓和减少食物中脂肪和碳水化合物的吸收，有助于控制血糖。

三餐健康吃法

1 蒸食：可以直接蒸红薯或烤红薯作为主食。也可以与其他五谷杂粮一起搭配食用，不仅营养丰富，味道可口，制作也很方便。

2 煮粥、做汤：红薯可切块和小米、红豆等食材一起做成粥、汤，不仅营养丰富，味道也可口。

红薯蒸熟后凉凉再吃

一定要将红薯蒸熟煮透，因为高温能破坏红薯中的氧化酶，缓解食用后出现的腹胀、胃灼热、打嗝、反酸等不适。将红薯蒸熟凉凉再吃，其中抗性淀粉含量高，更有利于控血糖。

需要注意的是，红薯皮不易消化，胃肠功能不佳者应去皮食用。

荷香小米蒸红薯

材料 小米 80 克，红薯 250 克，荷叶 1 张。

做法

1 红薯洗净，去皮，切条；小米洗净，浸泡 30 分钟；荷叶洗净，铺在蒸屉上。

2 将红薯条在小米中滚一下，裹满小米，排入蒸笼中，蒸笼上汽后蒸 30 分钟即可。

蛋白质互补

红薯和小米搭配食用，可以实现蛋白质互补，有利于糖尿病患者的营养补充。

热量/人
168 千卡

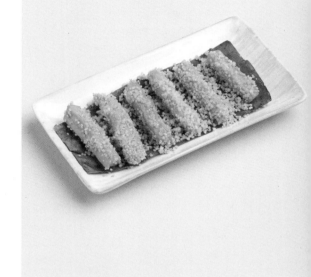

红薯红豆汤

材料 红薯 150 克，红豆 50 克。

做法

1 红薯洗净，去皮，切块；红豆洗净，浸泡 4 小时。

2 锅置火上，放入红豆，加入适量清水，大火煮开后转小火煮 30 分钟，再放入红薯块煮熟即可。

有助于控糖

红薯红豆汤含膳食纤维、钾，能延缓餐后葡萄糖的吸收，还有助降压、通便。

热量/人
97 千卡

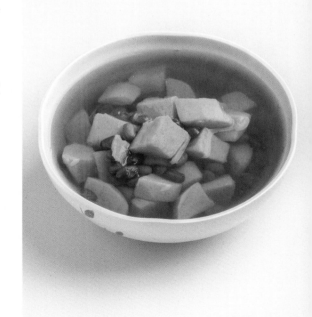

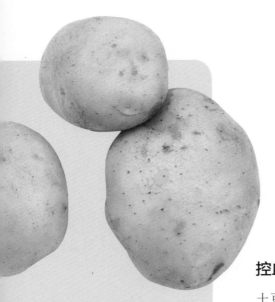

土豆
抗饿、易饱腹

控血糖原理

　　土豆富含膳食纤维，有助于改善胰岛素活性。土豆还含有大量的钾和维生素C，能增强血管弹性，对糖尿病合并高血压患者有益。

三餐健康吃法

1　做菜：土豆宜切成大块，不要制作成土豆泥等软烂食物，否则会加速血糖升高。也尽量少吃油炸薯条或薯片，以免造成超重或肥胖。
2　煮饭：蒸米饭的时候可以放入切块的土豆一起蒸，不用加油盐。这样盛米饭时盛半碗米饭、半碗土豆，有助于控制热量摄入。

土豆+醋，控糖效果好

　　土豆营养丰富，做法多样。如果喜欢吃脆的土豆，可以加些醋炒制，会让土豆变得香脆可口。

热量及营养素含量

（每100克含量）

热量 …………… 81千卡
糖类 …………… 17.8克
蛋白质 ………… 2.6克
脂肪 …………… 0.2克

GI值
62

推荐用量
50～100克/天

控血糖推荐吃法
蒸煮、清炒

控血糖关键词
膳食纤维、钾

材料 土豆 150 克，胡萝卜、黄瓜、洋葱各 100 克，鸡蛋 1 个，酸奶 100 克。

调料 醋、盐各适量。

做法

1 土豆去皮，洗净，切块，蒸熟；鸡蛋煮熟，去壳，切丁。

2 胡萝卜、黄瓜、洋葱分别洗净，胡萝卜、黄瓜切片，洋葱切丁，胡萝卜片焯烫一下。

3 将土豆块、鸡蛋丁、胡萝卜片、黄瓜片、洋葱丁放盘中，加入盐、醋、酸奶拌匀即可。

> 糖尿病患者食用土豆应限量
> 土豆碳水化合物含量高，食用过多容易加快餐后血糖的上升速度。糖尿病患者不能把土豆、芋头之类当作一般蔬菜大量食用，如果吃了较多土豆，应适当减少主食量。

土豆沙拉

午
晚

热量/人
121 千卡

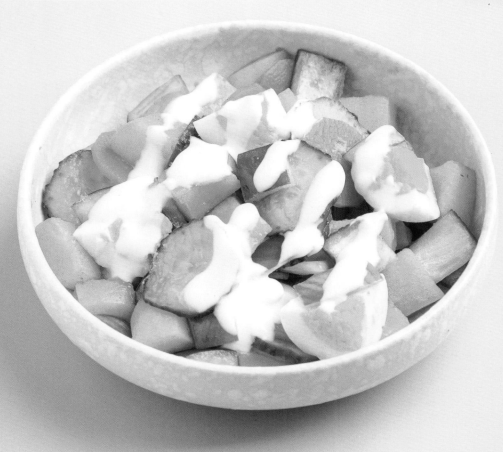

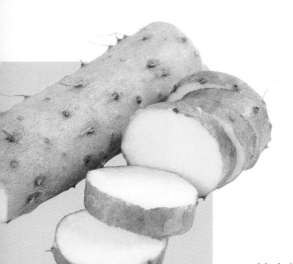

山药
控制餐后血糖骤升

控血糖原理

黏液蛋白是山药含有的一种特殊物质，它能延缓糖类的吸收，有助于减轻胰岛负担。另外，山药还含有膳食纤维，有助于控制餐后血糖上升速度，糖尿病患者可适量食用。

三餐健康吃法

1　煮粥、做汤：山药含有膳食纤维，宜与薏米、排骨等一起煮粥、炖汤食用，能产生较强饱腹感，有助于控制餐后血糖上升的速度。

2　做菜：山药与木耳等食材做菜食用，口感佳、营养好。

热量及营养素含量

（每100克含量）

热量	57千卡
糖类	12.4克
蛋白质	1.9克
脂肪	0.2克

GI值

51

推荐用量

50～100克/天

控血糖推荐吃法

清炒、蒸煮

控血糖关键词

黏液蛋白、膳食纤维

清炒山药　　

材料　山药150克，干木耳5克，芹菜50克，胡萝卜30克。

调料　盐3克，蒜末5克。

做法

1 干木耳泡发，去根洗净；芹菜择洗净，切段；胡萝卜洗净，切片；山药去皮，切菱形片，加醋浸泡。

2 将芹菜段、木耳、胡萝卜片分别入沸水中焯一下。

3 锅内放油烧至七成热，爆香蒜末，放入山药片炒至七成熟，将焯好的食材入锅翻炒，放盐调味即可。

第四章

严选三餐副食，吃得过瘾，血糖稳定心不慌

蔬果，补充膳食纤维和维生素

一图看懂每天吃多少

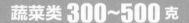
蔬菜类 300~500 克

100克
菠菜
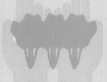
一捧菠菜（约3棵）

100克
油菜
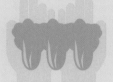
一捧油菜（约3棵）

100克
芹菜
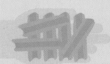
单手捧的芹菜段

80克
洋葱

手心托半个洋葱

70克
胡萝卜

单手捧的胡萝卜块

50克
香菇

手掌放2朵鲜香菇

水果类 150~200 克

100克
葡萄

成人单手捧葡萄
（14~15颗）

80克
哈密瓜
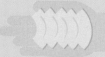
成人单手捧哈密瓜块

每天两手捧蔬菜

糖尿病患者应多吃蔬菜，才能保证体内所需营养。吃蔬菜最基本的原则是：每天吃够300～500克，种类最好在5种以上。每天摄入的蔬菜种类越多越好，根、茎、叶、花、果和菌藻类都要摄入。特别是菌藻类，如蘑菇、木耳等，最好每周吃1~2次。

淀粉含量高的蔬菜可以与主食互换

土豆、南瓜、芋头、莲藕等富含淀粉和膳食纤维，能产生较强的饱腹感，但淀粉进入人体后会转变成葡萄糖，对血糖控制不利，因此不宜作为蔬菜大量食用，可以作为主食，与谷类等交换着吃或代替部分主食。作为主食食用时，要相应减少米面等主食的量。

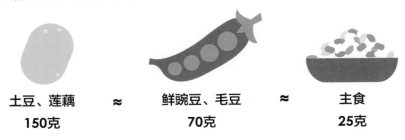

土豆、莲藕	≈	鲜豌豆、毛豆	≈	主食
150克		**70克**		**25克**

加餐可以选低糖水果

糖尿病患者吃水果要把握好种类和时机。在种类上，应选择含糖量较低且 GI 值低的水果；在时机上，应选在两餐之间作为加餐食用，不要和正餐合吃，也不要每餐都吃。

柚子、草莓、猕猴桃等含糖量比较低，此类水果可以减轻糖尿病患者的胰岛负担。而其中的矿物质、维生素对于改善糖尿病患者体内胰岛素的活性也很有帮助。

> **控糖记**
>
> ### 甜≠含糖多，不甜≠含糖少
>
> 水果所含的糖种类繁多，按甜度进行排序，应为果糖＞蔗糖＞葡萄糖。一般说来，果糖含量高的水果比较甜。以火龙果与西瓜为例，由于火龙果的糖分主要是葡萄糖，而西瓜的糖分中果糖占了一半以上，因此从口感上比较，西瓜的甜度要高于火龙果。但从含糖量比较的话，西瓜的含糖量（5.5%）比火龙果（13.3%）低。

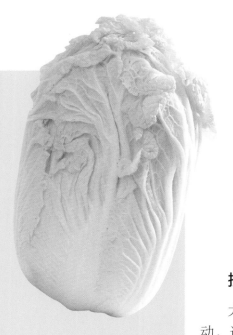

大白菜
对控制餐后血糖有益

控血糖原理

大白菜中含有的膳食纤维不仅能促进胃肠蠕动，还有助于减少热量摄入，对控制餐后血糖有益。大白菜中丰富的维生素C和维生素E有助于保护血管和胰岛。

三餐健康吃法

1 凉拌：大白菜焯熟后可以和其他食材凉拌食用，少油烹饪有利于稳定血糖。
2 炒食、做汤：大白菜如果炒食，烹调时宜急火快炒，不宜用焯煮、浸烫后挤汁等方法，以免营养流失。

大白菜根部不要丢弃

大白菜根部富含膳食纤维，食用的时候别丢弃。另外，用大白菜根煮水对伤风感冒有缓解作用。

切大白菜时宜顺其纹理切，这样切不但易熟、口感好，而且维生素流失少。

热量及营养素含量

（每100克含量）

热量 ………… 18千卡
糖类 ………… 3.2克
蛋白质 ………… 1.5克
脂肪 ………… 0.1克

推荐用量

100克/天

控血糖推荐吃法

凉拌、炒食、做汤

控血糖关键词

膳食纤维、维生素C

白菜心拌海蜇

材料 大白菜心 300 克，海蜇皮 100 克。

调料 蒜泥、盐、醋、香菜段各适量，香油 2 克。

做法

1 海蜇皮放冷水中浸泡，洗净，切细丝；大白菜心洗净，切丝。

2 海蜇皮丝和大白菜丝一同放入盘中，加蒜泥、盐、醋、香油拌匀，撒上香菜段即可。

凉拌菜加点醋控糖效果好

拌菜时加点醋，既可增加菜肴的美味，又可减少用盐量，更有利于稳定血糖和血压。

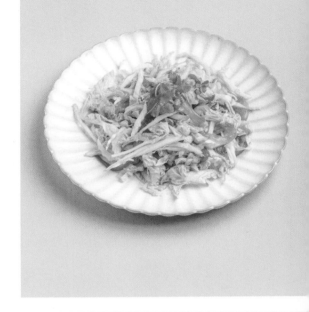

热量 / 人
31 千卡

白菜炖豆腐

材料 大白菜、豆腐各 300 克。

调料 葱段、姜片各 5 克，十三香 3 克，大料、酱油各适量。

做法

1 大白菜洗净，切片；豆腐洗净，切块。

2 锅内倒油烧热，放入葱段、姜片、大料炒香，加入大白菜片、酱油翻炒后，倒入适量清水没过大白菜，加入豆腐块。

3 大火烧开后转中火炖 10 分钟，加十三香调味即可。

控糖，促进钙吸收

大白菜和豆腐是好搭档，能取长补短。豆腐富含优质蛋白质，大白菜含有维生素 C 和膳食纤维，二者同食，既有助于控糖，还能促进钙吸收。

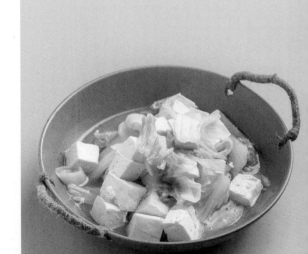

热量 / 人
104 千卡

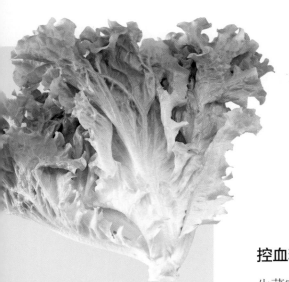

生菜
控血糖，延缓餐后血糖升高

控血糖原理

生菜富含钾、钙等矿物质，有助于降血压。其所含的膳食纤维不仅能够促进胃肠蠕动，还有助于减少胰岛素的用量。

三餐健康吃法

1 生食：生食可最大限度地吸收其营养成分。生菜生吃时一定要洗净，可以先用清水浸泡10分钟，再用流动的水洗净。

2 炒食、做汤：生菜也可炒食或做汤，烹制时间不要太长，减少水溶性维生素的流失。此外，生菜要先洗后切，用水轻轻冲洗就好，减少营养流失。

生菜这样保鲜

生菜不易保存，为了达到较好的保鲜效果，可将生菜上的水分擦干，找一张吸水性比较好的纸巾包裹，然后一同装入保鲜袋，放入冰箱，这样生菜可以保鲜1周左右。

热量及营养素含量

（每100克含量）

热量 ·········· 15千卡
糖类 ·········· 2.0克
蛋白质 ·········· 1.3克
脂肪 ·········· 0.3克

GI 值
15

推荐用量
100 克 / 天

控血糖推荐吃法
生食、凉拌、炒食

控血糖关键词
钙、膳食纤维

生菜沙拉

热量/人
42 千卡

材料 生菜 200 克，黄瓜、紫甘蓝、西
蓝花、圣女果、玉米粒各 50 克。

调料 油醋汁适量。

做法

1. 生菜、紫甘蓝洗净，撕成大片；西
蓝花洗净，掰朵，焯熟；玉米粒洗净，
焯熟；黄瓜洗净，切块；圣女果洗净，
切片。

2. 将所有材料放盘中，浇上油醋汁拌
匀即可。

生菜手撕后加油醋汁更有助控血糖
生菜洗后用手撕成片，吃起来会比刀切
的口感更佳，且大片的生菜控糖效果更
好。做沙拉时将热量高的蛋黄酱或干岛
酱换成油醋汁，清爽低脂营养好。

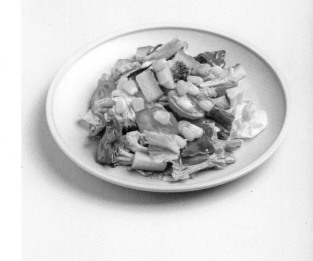

蒜蓉生菜

热量/人
23 千卡

材料 生菜 300 克，大蒜 20 克。

调料 葱末、姜末、生抽各 3 克。

做法

1. 大蒜洗净，去皮，切末；生菜洗净，
撕成大片，焯熟，控水，盛盘。

2. 锅内倒油烧热，爆香葱末、蒜末、
姜末，放生抽和少许水烧开，浇盘
中即可。

先洗后撕营养保存更多
生菜清洗之前不要撕，要先洗后撕，用
水轻轻冲洗就好，以免维生素大量流失。

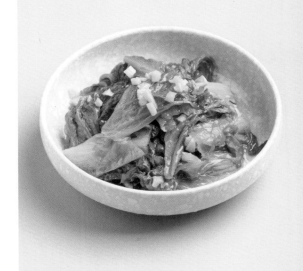

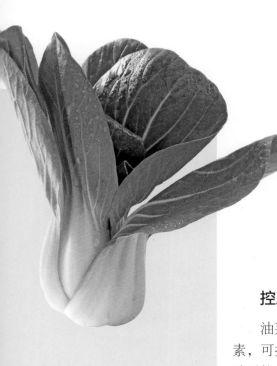

油菜
有助于稳定血糖

热量及营养素含量

（每100克含量）

热量 ………… 14 千卡
糖类 ………… 2.0 克
蛋白质 ………… 1.3 克
脂肪 ………… 0.5 克

推荐用量

100 克 / 天

控血糖推荐吃法

凉拌、炒食

控血糖关键词

膳食纤维、钙、维生素 C

控血糖原理

油菜中含有丰富的维生素C、胡萝卜素等营养素，可抗氧化，保护胰岛。油菜中含有的钙、镁有助于控血糖、保护心脏。油菜中丰富的钾元素对糖尿病合并高血压患者非常有益。油菜中的膳食纤维控糖、调脂效果也不错。

三餐健康吃法

1 炒食：油菜十分讲究质感脆嫩清香，所以在烹制时一定要用大火热油快炒。这样做出的菜肴才能达到颜色碧绿、鲜嫩爽口的要求。炒制时间太长，会失去其特有的风味。
2 凉拌：将整棵油菜焯烫，能不切就不切，一般焯烫1分钟即可捞出过凉，这样能保持其鲜脆，也有利于控血糖。

辅助补钙

油菜属于含钙较高的蔬菜，平时的摄入量也较大，可以作为糖友日常补钙的来源之一。

凉拌油菜

早 午 晚

材料 油菜 350 克。

调料 盐 2 克，葱花、醋、花椒各 5 克。

做法

1 油菜放入淡盐水中浸泡 5 分钟，择洗干净，焯熟。

2 锅内倒油烧热，放入花椒炸香，捞出，取花椒油。

3 将油菜放盘中，放入盐、醋拌匀，滴上花椒油，撒上葱花即可。

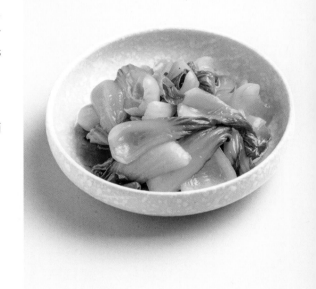

花椒油凉拌更香 🔖
做凉拌菜时，可以先用花椒炸香，用花椒油凉拌，口感更丰富、控糖效果也很好。

油菜炒肉片

午 晚

材料 油菜 350 克，猪瘦肉 100 克。

调料 蒜片、生抽各 5 克，盐 2 克。

做法

1 油菜去蒂，洗净；猪瘦肉洗净，切片，放入冷水锅中煮熟。

2 锅置火上，倒油烧至六成热，放入蒜片爆香，放入肉片，倒入生抽，翻炒片刻，放入油菜继续翻炒，最后加入盐调味即可。

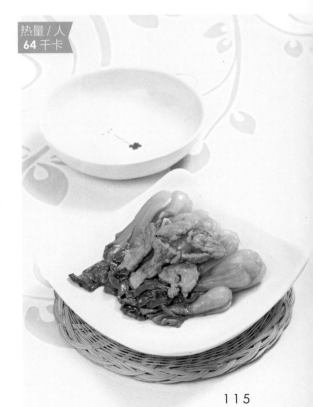

肉片煮一下，可减少用油 🔖
油菜和猪瘦肉搭配，能为糖尿病患者补充蛋白质和维生素，使营养更均衡。猪瘦肉先煮一下，能减少用油量。

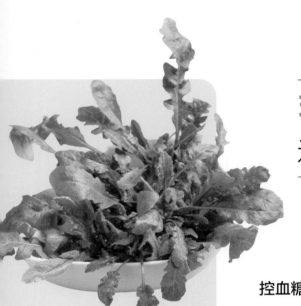

荠菜
通便，明目，控糖

控血糖原理

荠菜含有丰富的钙，有助于促进胰岛素的正常分泌，维持血糖稳定。荠菜富含膳食纤维，控糖又通便。

三餐健康吃法

1 做馅：荠菜可以和鸡蛋、瘦肉等一起制成馅，包包子或饺子，其所含的胡萝卜素有益于预防糖尿病合并眼病。

2 炒食：炒荠菜可以少加蒜、姜、料酒，以免破坏荠菜本身的清香味。

荠菜食用时根部不宜丢弃

荠菜为低GI食物，且含有丰富的膳食纤维和维生素C、胡萝卜素，对人体血糖影响很小。其根部有一定的药用价值，应与茎叶一起食用。

热量及营养素含量

（每100克含量）

热量 ………… 31千卡
糖类 ………… 4.7克
蛋白质 ………… 2.9克
脂肪 ………… 0.4克

推荐用量

50～100克/天

控血糖推荐吃法

炒食、做馅

控血糖关键词

膳食纤维、钙

荠菜炒鸡蛋　　午　晚

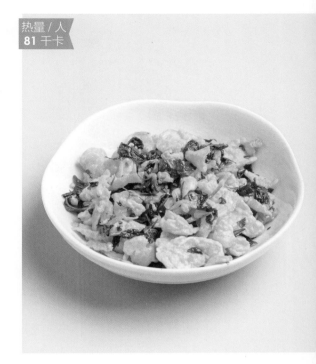

热量 / 人
81 千卡

材料　荠菜 250 克，鸡蛋 2 个。

调料　盐 2 克。

做法

1　荠菜洗净，焯水，剁碎；鸡蛋打散，搅匀。

2　锅内倒油烧至五成热，倒入搅好的蛋液炒熟，放入荠菜碎和盐翻炒至熟即可。

荠菜不宜长时间烹制
荠菜富含膳食纤维，食用后可增强肠胃蠕动，有助于调节血糖。但荠菜不宜长时间烹制，以免破坏其营养成分。

荠菜炒鸡片　　午　晚

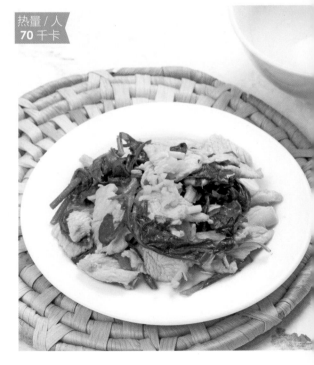

热量 / 人
70 千卡

材料　荠菜 300 克，鸡胸肉 100 克。

调料　葱花、姜末各 5 克，盐 3 克。

做法

1　荠菜择洗干净；鸡胸肉洗净，切片。

2　锅置火上，倒入植物油，待油温烧至七成热，炒香葱花和姜末，放入鸡片煸熟，倒入荠菜炒熟，用盐调味即可。

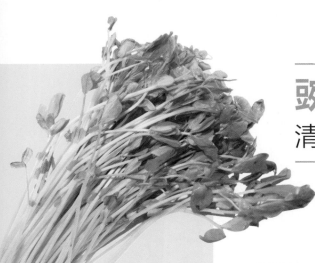

豌豆苗
清热，明目，控糖

控血糖原理

豌豆苗含有的膳食纤维有利于促进糖类代谢，维持胰岛素的正常功能。另外，其所含的维生素C可增强毛细血管弹性，防止出血。

三餐健康吃法

1. 做汤、凉拌：豌豆苗属于低糖蔬菜，以凉拌、做汤最能体现其爽口清香的特色，还有助于缓解糖尿病患者出现的口渴症状。
2. 炒食：豌豆苗可以素炒，也可以和猪肉等搭配炒食或制成包子，有助于通便。

豌豆苗这样烹饪更爽口

凉拌时，先将豌豆苗放入沸水中焯10秒，放冷水中过凉。做汤时，可先把豌豆苗洗净，放入碗中，将煮沸的汤冲入碗中即可。

豌豆苗除凉拌、做汤外，还可榨取鲜汁饮用。

热量及营养素含量

（每100克含量）

热量 ………… 32 千卡
糖类 ………… 2.6 克
蛋白质 ……… 4.8 克
脂肪 ………… 0.8 克

推荐用量
50 ~ 100 克 / 天

控血糖推荐吃法
凉拌、炒食、做汤

控血糖关键词
膳食纤维、维生素 C

香干拌豌豆苗

热量 / 人
98 千卡

材料 豌豆苗 300 克，豆腐干（即香干）100 克。

调料 生抽 4 克，香油 2 克。

做法

1 豌豆苗洗净，入锅中略焯捞出，沥干备用；豆腐干洗净切丝，入沸水中焯一下，沥干放凉。

2 将豌豆苗和豆腐干丝放入盘中，加入生抽、香油拌匀即可。

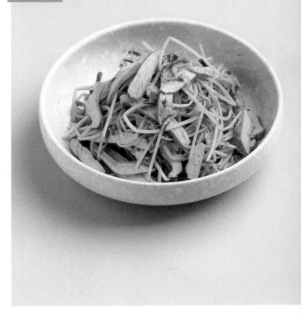

> 稳定血糖
> 香干拌豌豆苗富含膳食纤维、优质蛋白质、维生素 C 等营养素，能帮助糖尿病患者提高身体代谢，稳定血糖水平。

豌豆苗鸡蛋汤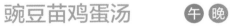

材料 豌豆苗 200 克，鸡蛋 1 个。

调料 葱花适量，盐、香油各 3 克。

做法

1 豌豆苗择洗干净；鸡蛋洗净，磕入碗内，搅成蛋液。

2 锅置火上，加适量清水烧沸，放入豌豆苗、葱花搅拌均匀。

3 待锅内的汤汁再次沸腾，淋入蛋液搅成蛋花，用盐和香油调味即可。

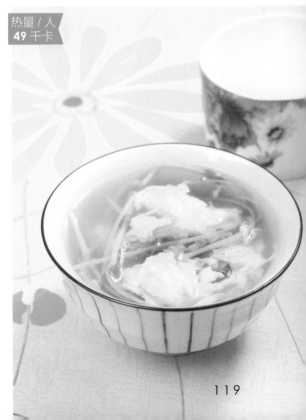

热量 / 人
49 千卡

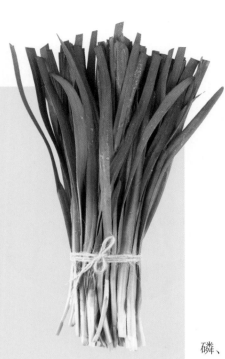

韭菜
通便，控糖

控血糖原理

韭菜中所含的膳食纤维和含硫化合物以及钙、磷、镁等元素具有促进血液循环、控血糖的作用，而且韭菜含糖量低，食用后不易引起血糖波动。

三餐健康吃法

1 做菜：韭菜做菜时宜大火快炒，这样营养成分流失少。可以和虾仁或鸡蛋一起搭配快炒，既美味，营养又均衡。

2 做馅：韭菜是常见的制馅食材，做饺子、包子、馅饼等都很美味。

选韭菜有妙招

选韭菜时，新鲜度是一个很重要的指标。查看韭菜根部割口处，割口处平就是新鲜的，如果中间长出芯来，说明放置的时间较长。

韭菜炒鸡蛋

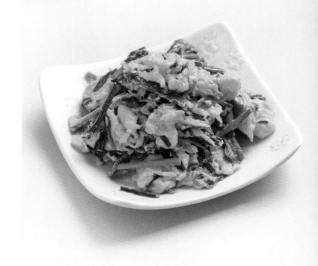

热量/人
81 千卡

材料 鸡蛋 2 个，韭菜 300 克。

调料 盐适量。

做法

1 韭菜择洗净，沥干水分，切段，放入大碗内，磕入鸡蛋，放盐搅匀。

2 锅内倒油烧至六成热，倒入韭菜鸡蛋液炒熟即可。

韭菜 + 鸡蛋，营养更全面
韭菜富含膳食纤维，可以减少热量的吸收，有利于控血糖。搭配鸡蛋，营养更全面。此外，将鸡蛋液打入韭菜段内，直接放入锅中炒制，能减少用油量。

韭菜猪肉馅饼

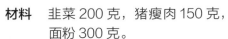

热量/人
450 千卡

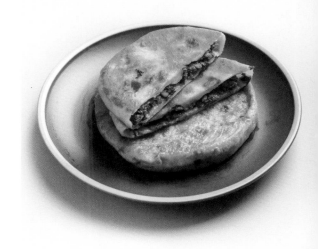

材料 韭菜 200 克，猪瘦肉 150 克，面粉 300 克。

调料 酱油、盐各适量，胡椒粉少许。

做法

1 猪瘦肉洗净剁碎；韭菜洗净，切末，与猪肉碎、胡椒粉、酱油拌匀制成馅。

2 面粉加温水制成面团，醒 20 分钟，下剂子，擀成皮，包入馅，做成馅饼生坯。

3 平底锅放适量植物油烧至五成热，下入生坯，烙至两面金黄即可。

不要额外加入植物油拌馅
做馅饼时，烙制过程会用油，在做馅料时就不要额外加油了，以减少用油量，避免热量超标。

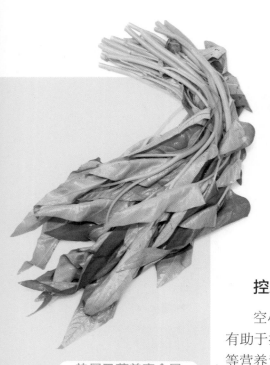

空心菜
低热量，富含维生素C和膳食纤维

控血糖原理

空心菜低糖、低脂，且含有丰富的膳食纤维，有助于控制体重；同时空心菜还含有维生素C、镁等营养素，对于保护胰腺健康有益，有助于改善糖尿病症状。

三餐健康吃法

1 凉拌：凉拌时宜将空心菜放在清水中浸泡约5分钟，然后用沸水焯熟后加调料凉拌，如蒜香空心菜。

2 炒食：空心菜茎叶营养价值高，宜大火快炒，避免营养流失。可先将空心菜略焯再炒，减少草酸含量。

巧洗空心菜

空心菜因为茎为中空，容易洗不干净。这样清洗更干净：先去掉烂菜，用清水洗净，然后用适量白醋浸泡5分钟，再用流动的清水冲洗。

蒜香空心菜 早 午 晚

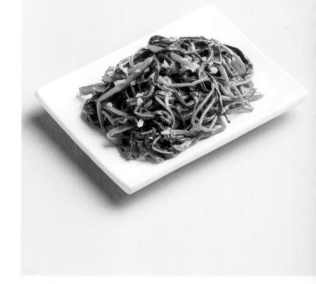

热量 / 人
16 千卡

材料　空心菜 250 克。

调料　蒜末 8 克，盐 2 克。

做法

1　空心菜择去根、老叶，洗净，放入沸水中焯一下，沥干水分。

2　锅置火上，倒入油烧至六成热，下入蒜末爆香，放入空心菜大火翻炒，加盐调味即可。

> 空心菜＋大蒜，营养又美味
> 空心菜茎叶营养价值高，搭配富含大蒜素的大蒜同炒，有助于促进胰岛素的分泌。

玉米粒炒空心菜　午 晚

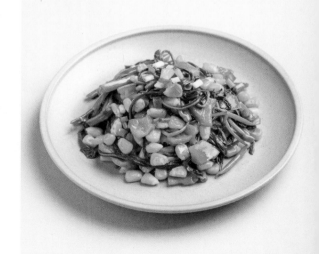

热量 / 人
57 千卡

材料　空心菜 300 克，玉米粒 100 克，柿子椒 50 克。

调料　盐 3 克，葱花、姜末、蒜末各适量。

做法

1　空心菜洗净，入沸水中焯烫，沥干，切段；柿子椒洗净，去蒂除子，切丁。

2　锅内倒油烧至七成热，爆香姜末、蒜末，倒玉米粒、空心菜段、柿子椒丁炒熟，加盐调匀，撒上葱花即可。

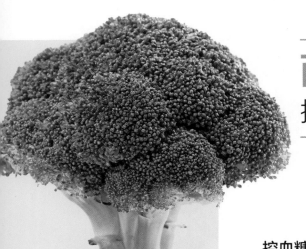

西蓝花
提高胰岛素敏感性

控血糖原理

西蓝花含有丰富的微量元素铬，能帮助糖尿病患者提高胰岛素的敏感性，有利于控血糖。含有的膳食纤维能有效延缓肠胃对葡萄糖的吸收，尤其适用于预防和控制2型糖尿病。

三餐健康吃法

1　凉拌：西蓝花凉拌着吃口感清爽，但焯烫时间不宜过长，以免破坏其抗癌成分硫代葡萄糖苷。

2　炒食：炒西蓝花时，可搭配木耳、菜花、香菇，也可搭配虾仁、瘦肉，味道和营养都很好。

宜焯烫后再烹饪

西蓝花宜用沸水焯烫后再烹饪，口感更好，营养素吸收利用更充分，也能保持西蓝花的鲜绿与清脆口感。

热量及营养素含量

（每100克含量）

热量 ………… 36千卡
糖类 ………… 4.3克
蛋白质 ………… 4.1克
脂肪 ………… 0.6克

GI值
15

推荐用量
50～100克/天

控血糖推荐吃法
炒食、凉拌

控血糖关键词
铬、膳食纤维

双色菜花　早 午 晚

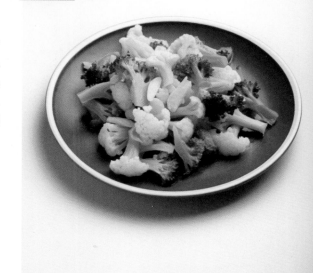

热量/人
35 千卡

材料　西蓝花、菜花各 200 克。

调料　蒜片、盐各适量。

做法

1　西蓝花和菜花洗净，掰成小朵，放入
　加了盐的沸水中焯烫，捞出过凉备用。

2　锅中倒油烧热，加入蒜片爆香，放入
　焯好的西蓝花和菜花，加盐，翻炒均
　匀即可。

提高胰岛素敏感性
双色菜花富含铬、膳食纤维、维生素 C
等营养素，能帮助提高胰岛素的敏感性，
还有抗氧化、通便的作用。

西蓝花炒虾仁　午 晚

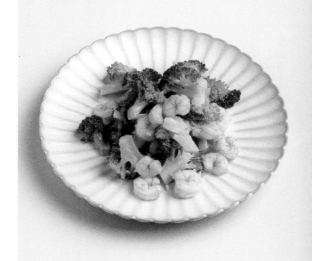

热量/人
51 千卡

材料　西蓝花 400 克，虾仁 100 克。

调料　盐 2 克，蒜末、料酒各适量。

做法

1　西蓝花去粗茎，分成小朵，放入加了
　盐的沸水中焯烫，捞出沥水；虾仁洗
　净，挑去虾线。

2　锅内倒油烧热，放入蒜末炒香，加虾
　仁，中火拌炒，淋少许料酒，放入西
　蓝花，用大火爆炒，加盐调味即可。

简单美味又控糖
西蓝花富含膳食纤维，帮助降低肠胃对葡
萄糖的吸收；虾仁富含蛋白质，能增强抗
病力。二者搭配炒食，美味又控糖。

125

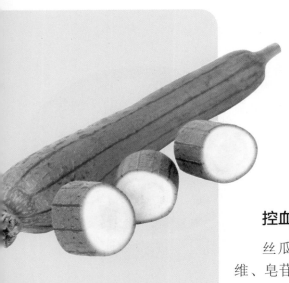

丝瓜
利尿，控糖

热量及营养素含量

（每100克含量）

热量 ············ 20千卡
糖类 ············ 4.0克
蛋白质 ·········· 1.3克
脂肪 ············ 0.2克

推荐用量

50～100克/天

控血糖推荐吃法

炒食、做汤

控血糖关键词

膳食纤维、皂苷

控血糖原理

丝瓜低热量、低脂、低糖，且含有膳食纤维、皂苷等，可辅助调理燥热伤肺、胃燥伤津型糖尿病。

三餐健康吃法

1 炒食：丝瓜口感嫩滑，炒制时间不宜过长，以免影响口感和色泽。
2 做汤：丝瓜适合煲汤，和鸡蛋、虾仁等搭配，美味可口。

丝瓜+鸡蛋，好吃有营养

丝瓜适宜搭配鸡蛋食用，二者营养互补，有助于控糖、调脂、降压。

鸡蛋炒丝瓜

材料 丝瓜 300 克，鸡蛋 2 个。

调料 盐 3 克，姜末、葱末、蒜末各 5 克。

做法

1 丝瓜洗净，去皮，切滚刀块，入沸水焯烫，捞出沥干。

2 鸡蛋磕入碗中，打散，炒熟，盛出。

3 锅留底油烧热，爆香姜末、葱末、蒜末，放入丝瓜块翻炒，加入鸡蛋，加盐炒匀即可。

热量／人 76 千卡

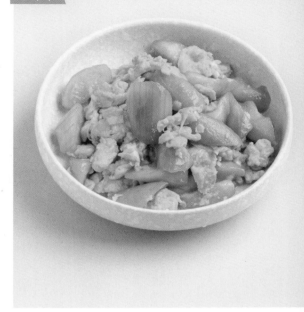

丝瓜做菜宜清淡少油
烹制丝瓜时，宜清淡少油，以体现丝瓜的鲜嫩爽口，使其最大限度地发挥控糖功效。

丝瓜魔芋汤

材料 丝瓜 300 克，魔芋豆腐、绿豆芽各 100 克。

调料 盐、醋各适量。

做法

1 丝瓜洗净，去皮，切块；绿豆芽洗净；魔芋豆腐用加了醋的水泡洗，切片。

2 锅内倒入清水烧开，放入丝瓜块、魔芋片，煮 10 分钟左右，放入绿豆芽稍煮一下，出锅前加盐调味即可。

热量／人 31 千卡

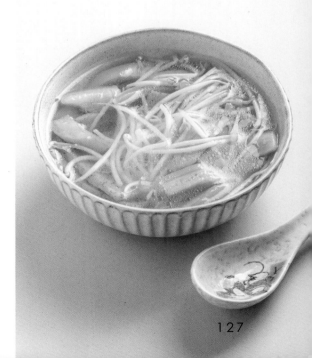

帮助控制体重
魔芋豆腐、绿豆芽、丝瓜含有丰富的膳食纤维，搭配食用有利于减肥、调脂、控糖、通便。

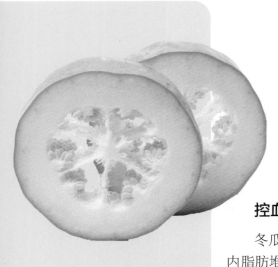

冬瓜
有助于 2 型糖尿病患者减肥

热量及营养素含量
（每 100 克含量）

热量 ………… 12 千卡
糖类 ………… 2.6 克
蛋白质 ………… 0.4 克
脂肪 ………… 0.2 克

推荐用量
100 克 / 天

控血糖推荐吃法
炖煮、炒食、榨汁

控血糖关键词
丙醇二酸、葫芦巴碱

控血糖原理

冬瓜含有葫芦巴碱和丙醇二酸，有助于阻止体内脂肪堆积。冬瓜含有的钾有利尿消肿作用，是糖尿病合并肥胖患者的理想食物。

三餐健康吃法

1. 做汤：冬瓜常和海带、薏米、绿豆等一起煲汤，不仅有助于减肥，还能清胃热、除烦止渴、利小便、消水肿。
2. 做菜：冬瓜做菜时要少放、晚放盐，这样口感好，还可做到低盐。
3. 榨汁：冬瓜去皮切块后榨汁饮用，能生津止渴，改善消渴症状。

冬瓜皮有益糖尿病

中医认为，冬瓜皮性微寒、味甘淡，能清热、利尿消肿，常用于水肿胀满，尤其适用于湿热所致小便不利等症。冬瓜皮还可帮助改善糖尿病患者的"三多"（饮多、食多、尿多）症状。

冬瓜烩虾仁

热量 / 人
20 千卡

材料 虾仁 50 克，冬瓜 350 克。

调料 葱花、花椒粉各适量，盐、香油各 2 克。

做法

1 虾仁洗净；冬瓜去皮、去瓤，洗净，切块。

2 炒锅倒入油烧至七成热，下葱花、花椒粉炒出香味，放入冬瓜块、虾仁和适量水烩熟，调入盐、香油即可。

控体重，稳血糖 ✎

冬瓜烩虾仁含丙醇二酸、优质蛋白质、钙等，能帮助糖尿病患者控体重、稳血糖。

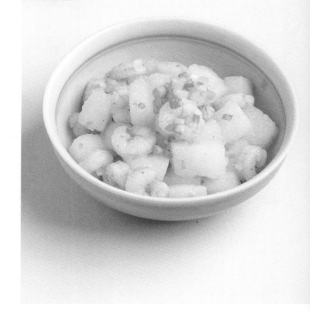

海带冬瓜汤

热量 / 人
8 千卡

材料 冬瓜 150 克，水发海带 50 克。

调料 盐、葱段各适量。

做法

1 冬瓜洗净，去皮、去瓤，切块；水发海带洗净，切块备用。

2 锅置火上，倒适量清水，放入冬瓜块、海带块煮沸，出锅前撒上葱段，放少许盐调味即可。

帮助控体重 ✎

二者热量都很低，有助于减肥，还有助于降低血液黏度，对预防肥胖、血脂异常、高血压等有益。

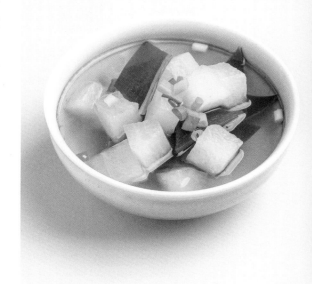

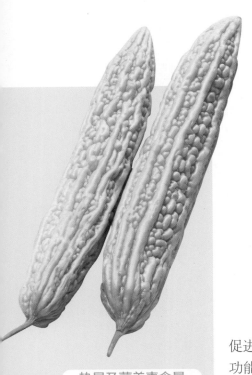

苦瓜
减轻胰岛负担

热量及营养素含量

（每100克含量）

热量 ………… 22千卡
糖类 ………… 4.9克
蛋白质 ……… 1.0克
脂肪 ………… 0.1克

推荐用量
50～100克/天

控血糖推荐吃法
凉拌、炒食、榨汁

控血糖关键词
苦瓜皂苷、维生素C

控血糖原理

苦瓜中的苦瓜皂苷被称为"植物胰岛素"，能促进糖分分解，减轻胰岛负担，还有利于胰岛细胞功能的恢复。维生素C有助抗氧化，保护血管，减少损伤。

三餐健康吃法

1 榨汁：苦瓜可以搭配其他蔬果榨汁食用，有助于缓解糖尿病引起的口渴、乏力。
2 做菜：苦瓜可凉拌可炒食，切好的苦瓜不宜在水中浸泡太长时间，宜急火快煮或快炒，这样可以较好地保留其控糖成分。

制作苦瓜汁

用擦丝器将苦瓜擦碎，用滤网或纱布在杯中挤出苦瓜汁，加入半杯水（水量可以自由调节）。如果怕苦，可以加入柠檬汁，调节口味。每天喝一杯，有助于减脂、控血糖。

凉拌苦瓜 早 午 晚

材料 苦瓜 300 克。

调料 盐、花椒各适量，香油少许。

做法

1 苦瓜洗净，去瓤，切片，焯熟后捞出过凉，控干。

2 锅置火上，放油烧热，放入花椒爆香，将炸好的花椒油淋在焯好的苦瓜片上，加盐、香油拌匀即可。

热量/人
22 千卡

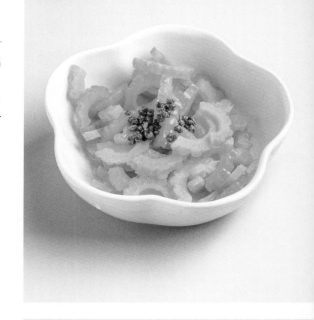

苦瓜不宜浸泡除苦味
苦瓜越苦，其苦瓜皂苷（有控糖功效）含量就越高，因此不建议凉拌前用盐水浸泡过久去除苦味。如果口味太苦，难以下咽，可加点醋去苦味。

苦瓜炒肉片 午 晚

材料 苦瓜 400 克，猪瘦肉 100 克。

调料 盐、生抽、代糖各 3 克，葱段、姜片、蒜末各 5 克。

做法

1 苦瓜洗净，去瓤，切片；猪瘦肉洗净，切片，加生抽腌渍。

2 锅内倒油烧热，爆香葱段、姜片、蒜末，炒香肉片，再放入苦瓜片炒熟，加盐调味，调入代糖炒匀即可。

热量/人
77 千卡

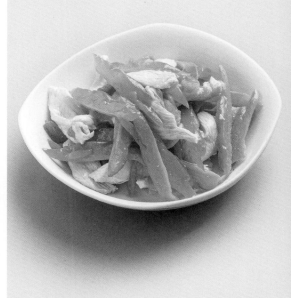

补铁补虚
苦瓜和猪瘦肉搭配，可以促进机体对猪瘦肉中铁的吸收和利用。加入代糖，既可改善口感，又不会引起血糖骤升，适合糖尿病患者食用。

黄瓜
适合糖尿病患者充饥

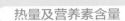

热量及营养素含量
（每100克含量）

热量 ············· 16 千卡
糖类 ············· 2.9 克
蛋白质 ·········· 0.8 克
脂肪 ············· 0.2 克

GI 值
15

推荐用量
100 克 / 天

控血糖推荐吃法
凉拌、生食

控血糖关键词
丙醇二酸

控血糖原理

黄瓜低脂低糖，糖尿病患者可将黄瓜作为加餐充饥。其所含的丙醇二酸有助于抑制糖类转化为脂肪。

三餐健康吃法

1　生吃、榨汁：黄瓜生吃能很好地保留其中的维生素C。黄瓜也可以榨汁饮用，适合咀嚼功能不佳的糖友。但如果不存在咀嚼问题，还是建议直接生吃。

2　做菜：黄瓜可以和木耳、鸡蛋等炒食，也是凉拌菜中的常客。

黄瓜是不错的解饿食物

减少了主食量，饥饿是必然会遇到的问题，糖尿病患者不妨随身带一根黄瓜。黄瓜的含糖量不到5%，且富含膳食纤维，有较强的饱腹感，对糖尿病患者而言是不错的解饿食物。两餐之间感到饥饿时，吃上一根或半根黄瓜，相当于一次加餐。另外，正在减饭量的糖尿病患者可以在饭前吃半根黄瓜，帮助减少正餐的饭量。

金针菇拌黄瓜

材料　金针菇、黄瓜各200克。

调料　葱丝、蒜末各5克，醋3克，盐1克，香油2克。

做法

1 金针菇去根，洗净，入沸水中焯透，捞出，沥干水分，凉凉，切段；黄瓜洗净，去蒂，切丝。

2 取小碗，放入葱丝、蒜末、醋、盐和香油拌匀，对成调味汁。

3 取盘，放入金针菇和黄瓜丝，淋入调味汁拌匀即可。

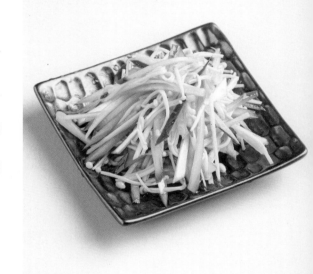

热量/人
32千卡

木耳拌黄瓜

材料　黄瓜250克，干木耳5克。

调料　蒜末5克，盐适量，香油3克。

做法

1 黄瓜洗净，切丝；干木耳温水泡发，洗净，切细丝，焯水，捞出凉凉。

2 将黄瓜丝、木耳丝放入盘中，放入蒜末、香油、盐拌匀即可。

控糖、通便效果好
黄瓜能充饥；木耳含有甘露聚糖、木耳多糖及膳食纤维，能够改善胰岛的分泌功能。二者同食，可控糖、通便。

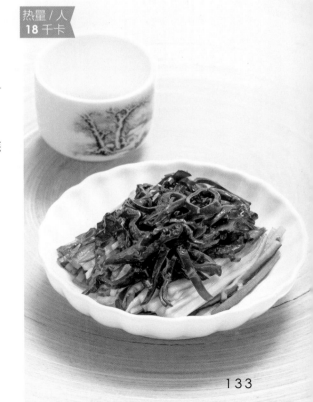

热量/人
18千卡

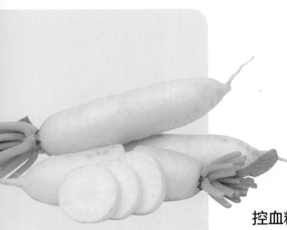

白萝卜
延缓餐后血糖上升，防止便秘

控血糖原理

白萝卜中富含可溶性膳食纤维、芥子苷等，具有控血糖、抗氧化的功效。而且白萝卜热量很低，是糖尿病患者的食疗佳品。

三餐健康吃法

1　做汤、做馅：白萝卜做汤时宜与木耳、瘦肉等同炖，不但味道好，也更有助于控糖。白萝卜做馅包包子、烙饼也非常好吃。
2　凉拌：白萝卜含有较丰富的淀粉酶和芥子苷，凉拌食用有助于糖尿病患者吸收其营养成分。

凉拌萝卜条佐餐好处多

凉拌白萝卜，能最大限度地发挥白萝卜的控糖抗癌功效。凉拌萝卜条的做法很简单：白萝卜洗净切条，用醋、少许盐、白开水腌30分钟，滴几滴香油即可。

虾皮萝卜汤

材料　白萝卜200克，虾皮5克。

调料　胡椒粉、香菜末、姜末、香油各适量。

做法

1 白萝卜洗净，去皮，切丝；虾皮冲洗，用清水浸泡一会儿去咸味。

2 锅内加入适量清水、姜末，烧开后，放入白萝卜丝煮软，放入虾皮，加胡椒粉、香油调味，最后撒上香菜末即可。

有虾皮无须再加盐 🥄
这款汤有虾皮，已经有咸味了，不用再额外加盐了。

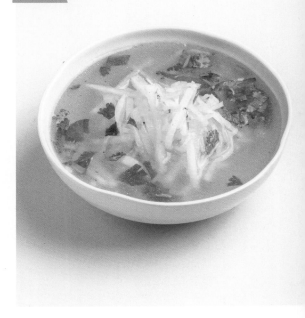

白萝卜羊肉卷

材料　羊肉80克，白萝卜300克。

调料　姜末、蒜末各3克，盐2克，酱油适量。

做法

1 白萝卜洗净，切薄片，用沸水焯软；羊肉洗净，剁成馅，放入碗内，加姜末、蒜末、酱油、盐，用勺子朝一个方向搅拌均匀。

2 将羊肉馅放在萝卜片上，卷成卷，完全包住馅，用干净的牙签穿入固定，放入蒸盘，上锅蒸20分钟即可。

萝卜的分段式吃法 🥄
白萝卜顶部3～5厘米处维生素C含量最多，烹饪宜切丝、条，快速烹调，以防止维生素C被大量破坏。白萝卜中段到尾段含有的淀粉酶和芥子苷较丰富，宜生吃或凉拌。

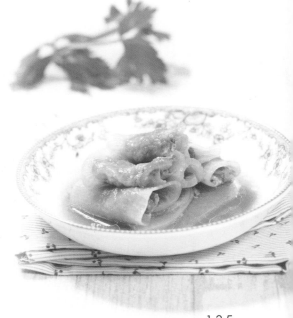

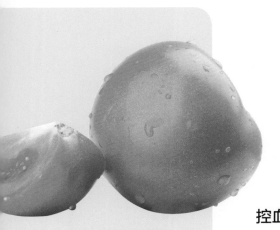

番茄
减少胰岛细胞的损害

控血糖原理

番茄含有大量的番茄红素，该物质有很强的抗氧化作用，可减少对胰岛细胞及胰岛素受体的损害，提高胰岛素受体的敏感性。

三餐健康吃法

1 生吃、熟吃皆可：番茄生吃可更好地吸收维生素C，熟吃有利于吸收番茄红素。
2 烹调番茄时加少许醋，能破坏番茄中的微毒物质——番茄碱。
3 番茄烹调时间不宜过长，否则会造成维生素的流失，不利于营养吸收。

购买自然成熟的番茄

自然成熟的番茄表皮光滑，捏起来较软，蒂周围发绿，籽粒为土黄色，肉红、沙瓤、多汁；催熟的番茄通体全红，手感很硬，外观呈多面体，瓤内无汁。

热量及营养素含量

（每100克含量）

热量 ………… 20 千卡
糖类 ………… 4.0 克
蛋白质 ………… 0.9 克
脂肪 ………… 0.2 克

GI 值
15

推荐用量
100 ~ 150 克 / 天

控血糖推荐吃法
炒食、做汤、生食

控血糖关键词
番茄红素

番茄炒鸡蛋　

材料　番茄 450 克，鸡蛋 2 个。

调料　盐 2 克。

做法
1. 鸡蛋打散；番茄洗净，切块。
2. 锅内加油烧热，倒入鸡蛋液，开中火，待一面凝固后，轻轻翻面，尽量不让蛋液散开。等另一面凝固后，将整块蛋饼倒在盘里。
3. 另起锅，放少许油，倒入番茄块翻炒出沙，加入已经炒好的鸡蛋饼，用铲子铲碎成块，加盐调味即可。

少油的关键
番茄炒鸡蛋少油的关键就是用不粘锅，放油的时候可以用刷子在锅底刷上薄薄的一层，这样能减少用油量。鸡蛋液倒进去不要翻动，凝固成块后再翻动。

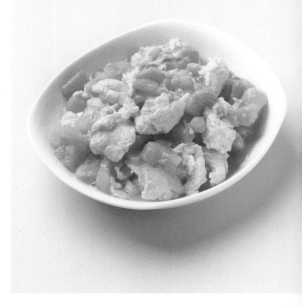

热量/人
78 千卡

苦瓜番茄玉米汤　

材料　苦瓜、番茄、玉米各 150 克。

调料　盐 2 克，香油少许。

做法
1. 苦瓜洗净，去瓤，切段；番茄洗净，切大片；玉米洗净，切小段。
2. 将玉米段、苦瓜段放入锅中，加适量水没过材料，大火煮沸后转小火炖 10 分钟，加入番茄片继续炖，待玉米段完全煮软后加盐、香油调味即可。

强化胰岛素功能
苦瓜番茄玉米汤含有番茄红素、膳食纤维、玉米黄素等，能帮助抗氧化、改善糖耐量、强化胰岛素功能。

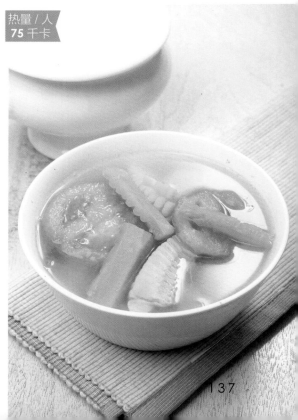

热量/人
75 千卡

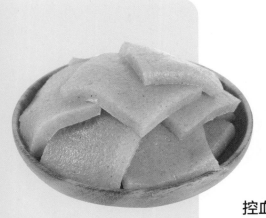

魔芋
控糖，通便

控血糖原理

魔芋的膳食纤维含量丰富，其中的葡甘聚糖有延缓葡萄糖和脂肪吸收的作用，可调控血糖。魔芋有很强的饱腹感，可消除饥饿感，且所含热量低，适合肥胖型糖尿病患者食用。

三餐健康吃法

1 凉拌：魔芋不易入味，可加些柠檬汁或胡椒粉来调味，最后放盐，这样可减少盐的摄入量。
2 炒食：魔芋搭配富含矿物质和维生素的蔬菜一起炒食，能提高营养价值。

提前焯烫，宜加醋烹饪

魔芋包装内一般含有液体，这是保存魔芋用的石灰水，所以在烹饪前最好用热水焯烫一下。此外，魔芋制品在加工制作过程中会加入碱，加点醋能让口感更好。

凉拌魔芋

热量／人 22 千卡

材料 魔芋豆腐 200 克，黄瓜、金针菇各 100 克。

调料 酱油、醋各适量，盐 2 克，香油 3 克。

做法

1 魔芋豆腐冲洗一下，切丝；金针菇洗净，与魔芋丝放入沸水中焯一下，捞出；黄瓜洗净，切丝。

2 魔芋丝、金针菇和黄瓜丝全部放入碗中，加酱油、香油、盐、醋搅拌均匀即可。

帮助减轻体重

魔芋豆腐搭配黄瓜、金针菇凉拌，含有丰富的膳食纤维，有助于促进肠胃蠕动，减脂控体重。

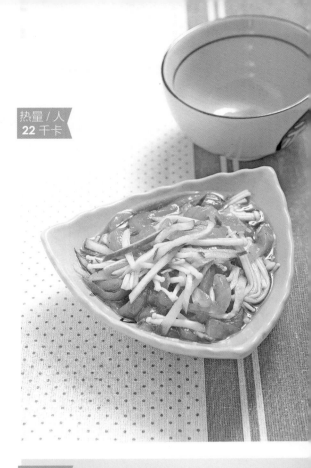

时蔬炒魔芋

热量／人 41 千卡

材料 魔芋豆腐 300 克，柿子椒、红彩椒、黄彩椒各 50 克，紫甘蓝 100 克。

调料 蒜片 10 克，盐 3 克，醋适量。

做法

1 魔芋豆腐洗净，切片，放入加有醋的沸水中焯烫，捞出沥干；柿子椒、红彩椒、黄彩椒和紫甘蓝分别洗净，切条。

2 锅内倒油烧至七成热，放入蒜片炒至微黄，再放魔芋片翻炒均匀。

3 加入所有蔬菜翻炒 2 分钟，加盐、醋调味即可。

饱腹感强，控血糖

这道菜含膳食纤维、维生素 C 等，饱腹感强，能控血糖、延缓餐后血糖升高。

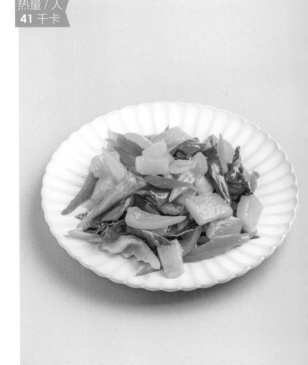

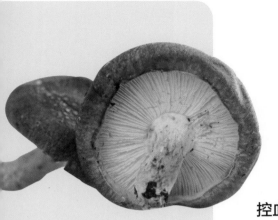

香菇
促进肝糖原合成，减轻糖尿病症状

控血糖原理

香菇中含有的香菇多糖能调节糖代谢，改善糖耐量，促进肝糖原合成，减轻糖尿病症状。另外，香菇富含钾，特别适合糖尿病合并高血压患者食用。

三餐健康吃法

1 炒食：香菇一般炒食做菜，不仅口感好，还能平稳血糖，辅助抗癌。
2 做汤：香菇汤对糖尿病性冠心病患者有益，对阴阳两虚患者有滋补阴阳的作用。

香菇焯烫后烹饪更利于稳定血糖

购买香菇时不要挑特别大的，这样的香菇多是用激素催肥的。烹饪时将香菇用沸水焯烫一下，可以减少翻炒时的用油量，更适合糖尿病患者食用。

蚝油香菇笋 午 晚

材料 香菇 200 克，春笋、西蓝花各 100 克。

调料 蚝油 5 克，香油 2 克。

做法

1 香菇洗净，对半切开，焯水后沥干；春笋洗净，去皮，切滚刀块；西蓝花洗净，掰小朵。

2 锅内倒水烧开，分别放入春笋块和西蓝花焯烫，捞出沥干备用。

3 锅内倒油烧至七成热，放入香菇块、西蓝花和春笋块翻炒，倒蚝油、香油炒匀即可。

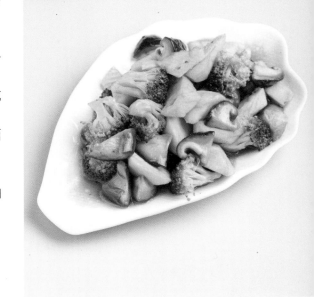

香菇木耳汤 午 晚

材料 鲜香菇、水发木耳各 100 克，胡萝卜 50 克。

调料 鸡汤、酱油各适量，盐、姜粉各 1 克。

做法

1 香菇洗净，去蒂，切片；木耳洗净，撕小朵；胡萝卜洗净，切片。

2 锅置火上，将鸡汤倒入锅中煮沸，加入香菇片、木耳、胡萝卜片煮开，放入酱油、盐、姜粉调味即可。

> 调节糖代谢，明目
> 香菇木耳汤含有膳食纤维、维生素 D、胡萝卜素等，能帮助糖友调节糖代谢、防便秘、明目。

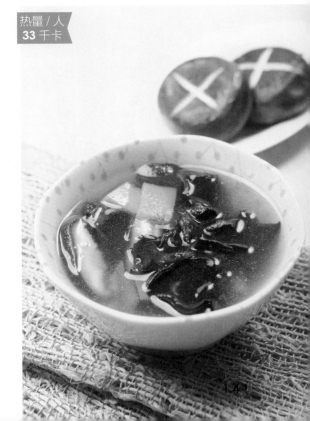

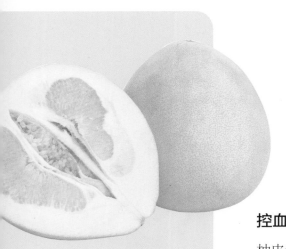

柚子
减轻胰岛细胞的负担

热量及营养素含量

（每100克含量）

热量 ………… 42千卡
糖类 ………… 9.5克
蛋白质 ……… 0.8克
脂肪 ………… 0.2克

GI值
25

推荐用量
50～100克/天

控血糖推荐吃法
生食、凉拌

控血糖关键词
柚皮素、维生素C

控血糖原理

柚皮素是一种抗氧化剂，它让柚子有一种独特的苦味。研究表明，柚皮素能提高人体对胰岛素的敏感性，有调脂、控糖的作用。维生素C有助于抗氧化，减轻高糖水平造成的损伤。

三餐健康吃法

1 生食、凉拌：柚子中葡萄柚（果肉红色）含糖量稍高于胡柚（果肉黄色），糖尿病患者最好食用胡柚。平时可以直接生吃，或与其他蔬果凉拌做成沙拉。

2 榨汁：柚子含糖量低，适当榨汁饮用有助于缓解口渴、烦热症状。

服药期间最好不要吃柚子

如果在服药期间吃柚子，会影响药物的正常代谢，降低药效。目前认为不能与柚子同服的药物有：他汀类药物，如洛伐他汀、辛伐他汀、阿托伐他汀钙片；钙拮抗剂，如硝苯地平、尼莫地平、非洛地平；安定类药物，如艾司唑仑（舒乐安定）、阿普唑仑（佳乐定）；抗组胺药，如特非那定；免疫抑制剂，如环孢素等。

双丝拌柚块

材料 净柚子肉 150 克，红彩椒、豆腐丝各 100 克。

调料 香菜段适量，盐、香油各 2 克。

做法

1 柚子肉切块；红彩椒洗净，去蒂除子，切丝；豆腐丝洗净，切段。

2 柚子肉、香菜段、红彩椒丝、豆腐丝放入同一个盘中，加盐和香油拌匀即可。

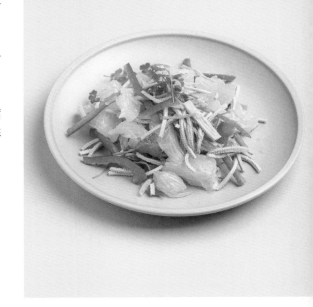

柚子拌牡蛎

材料 净牡蛎肉、柚子各 150 克，红彩椒 30 克。

调料 葱花 10 克，胡椒粉 3 克，蒸鱼豉油 5 克。

做法

1 红彩椒洗净，去蒂除子，切小块；柚子去皮、取肉，切碎。

2 将葱花、红彩椒块、柚子碎放入碗里，加入胡椒粉、蒸鱼豉油拌匀。

3 锅中水烧开，放入牡蛎肉用大火煮熟（2~3 分钟），捞起放入装调料的碗里，拌匀即可。

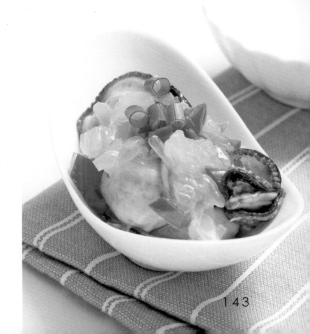

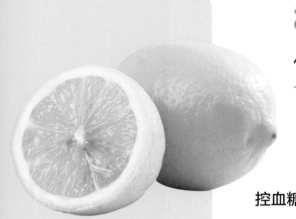

柠檬
促进糖代谢

控血糖原理

柠檬酸味浓郁，可以作为调料使用，能增鲜提味，有助于减少热量摄入和控制血糖。柠檬还富含有益血管健康的黄酮类抗氧化剂，可以扩张血管、降血压。

三餐健康吃法

1 榨汁、泡水：柠檬味酸，一般会榨汁或切片泡水喝。泡水时最好选用温水，以免破坏其中的营养成分。

2 凉拌：柠檬可切片或挤汁用作凉拌调味，有助于改善菜肴口感，开胃促食。

做凉拌菜可加些柠檬汁

做凉拌菜建议加一些柠檬汁，不仅能增鲜提味，还能辅助控糖。

热量及营养素含量

（每100克鲜品含量）

热量	37 千卡
糖类	6.2 克
蛋白质	1.1 克
脂肪	1.2 克

推荐用量

1～2片／天

控血糖推荐吃法

泡水、凉拌、榨汁

控血糖关键词

维生素 C、黄酮类

薏米柠檬水

材料　薏米 40 克，柠檬片 10 克。

做法

1 薏米洗净，浸泡 4 小时，倒入锅中煮开，转小火熬制 1.5 小时，即为薏米水。

2 把薏米水倒入碗中，放入切好的柠檬片即可。

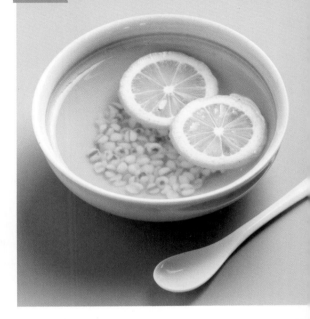

薏米 + 柠檬，控血糖，促食欲
薏米的碳水化合物含量低于大米，同时含有较多膳食纤维，可以减少糖分摄入；柠檬特有的酸味有促进食欲的作用。

木瓜柠檬汁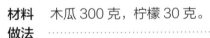

材料　木瓜 300 克，柠檬 30 克。

做法

1 木瓜、柠檬分别洗净，去皮除子，切小块。

2 将备好的食材一同放入榨汁机中，加饮用水搅打成汁后倒入杯中即可。

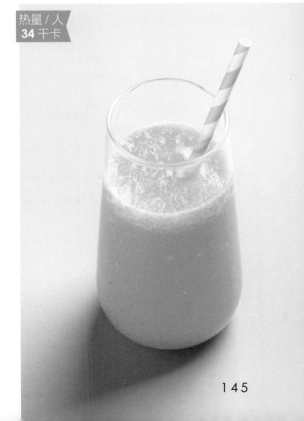

降血脂，软化血管
木瓜与柠檬均为低糖水果，搭配食用具有降血脂、软化血管的功效，有益于糖尿病合并高血压、动脉粥样硬化及血脂异常的患者。

肉蛋奶、大豆坚果
抵抗饥饿感，延缓血糖骤升

一图看懂每天吃多少

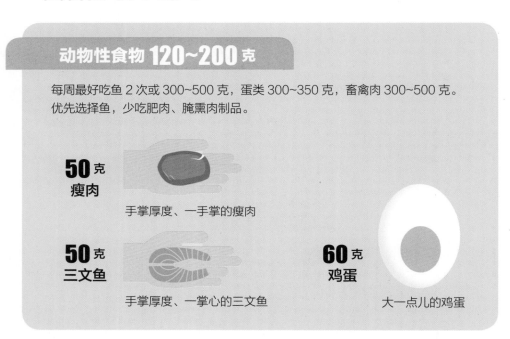

动物性食物 120~200 克

每周最好吃鱼 2 次或 300~500 克，蛋类 300~350 克，畜禽肉 300~500 克。
优先选择鱼，少吃肥肉、腌熏肉制品。

50克
瘦肉

手掌厚度、一手掌的瘦肉

50克
三文鱼

手掌厚度、一掌心的三文鱼

60克
鸡蛋

大一点儿的鸡蛋

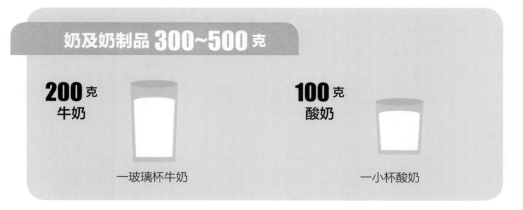

奶及奶制品 300~500 克

200克
牛奶

一玻璃杯牛奶

100克
酸奶

一小杯酸奶

20克 黄豆

10克 瓜子仁

成人单手捧黄豆（干）　　　　　　　　成人单手捧瓜子仁

优选白肉，适量红瘦肉

通常，我们把猪肉、牛肉、羊肉和兔肉叫作红肉，把禽肉、鱼虾叫作白肉。红肉的特点是肌纤维粗硬、脂肪含量较高；而白肉肌纤维细腻、脂肪含量较低，且脂肪中不饱和脂肪酸含量较高。除了饱和脂肪酸外，红肉中含有更多的肉碱和血红素铁。研究显示，红肉摄入过多，会导致心血管疾病发生率增加。建议糖尿病患者尽量多吃白肉少吃红肉，以控制体重和血脂。

每种蛋营养差异不大，根据喜好选择

大致说来，蛋类的营养相近。首先，各种蛋类的蛋白质含量相近，鸡蛋最高，为12%左右。其次，蛋类维生素含量很丰富，且品种较为齐全，包括B族维生素、维生素A、维生素D、维生素E、维生素K和微量的维生素C。鸭蛋和鹌鹑蛋的维生素含量总体而言要高于鸡蛋。就矿物质而言，鸭蛋含有较多的钙、磷、钾、铁，鹌鹑蛋的铁和硒含量更丰富。

如何每天喝够奶

要达到每天摄入300~500克液态奶或相当的奶制品，其实并不难。例如，早餐饮用一杯牛奶（200~250克），午餐加一杯酸奶（100~125克）即可。对糖尿病患者来说，也可以早餐食用3片奶酪，加餐来一杯牛奶或酸奶。

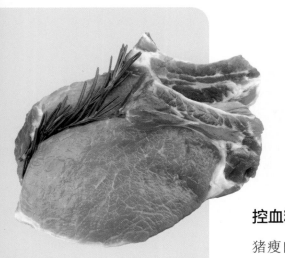

猪瘦肉
补充优质蛋白质，消除疲劳

控血糖原理

猪瘦肉可以提供优质蛋白质、B族维生素、镁、铁、锌等。这些营养物质都可以对胰腺健康和胰岛素的分泌产生直接或间接的影响。B族维生素对维持正常的热量代谢很重要，有助于消除疲劳。

三餐健康吃法

1 炒食或炖食：可将猪瘦肉切成丝或片后与蔬菜一起快炒食用。也可在煮粥时加点瘦肉丁，有助于延缓餐后血糖上升。做炖肉时，记得把汤中的油脂去掉，以免引起热量超标。

2 做馅：猪瘦肉可和其他食材搭配做馅，制成饺子、包子、馅饼等食用。

猪肉可以与多种食材搭配

猪肉与豆类搭配，可以提升豆类的营养价值；与蔬菜搭配，营养互补，可以为糖友提供更全面的营养。

胡萝卜馅饼

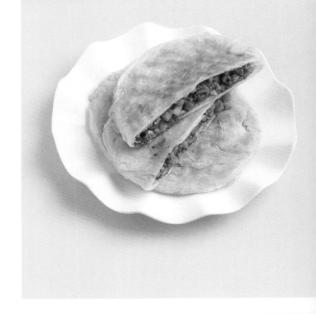

热量/人
376 千卡

材料　面粉、胡萝卜各 250 克，猪瘦肉 100 克。

调料　盐 3 克，葱花 15 克，生抽、十三香、香油各适量。

做法

1　猪瘦肉洗净，切丁；胡萝卜洗净，切末。

2　将猪肉丁、胡萝卜末放碗中，加盐、生抽、十三香、香油、葱花和适量清水搅拌均匀，即为馅料。

3　面粉加盐、适量温水和成面团，分成剂子，擀薄，包入馅料，压平，即为生坯。

4　电饼铛底部刷一层油，放入生坯，盖上盖，烙至两面金黄即可。

柿子椒炒肉丝

热量/人
89 千卡

材料　猪瘦肉 150 克，柿子椒 200 克。

调料　酱油、淀粉、料酒、豆瓣酱各适量。

做法

1　猪瘦肉洗净，切丝，加入淀粉拌匀；柿子椒洗净，去蒂除子，切丝。

2　锅内倒油烧至八成热，加入豆瓣酱，炒香后加入肉丝，肉丝断生后加入料酒和酱油翻炒均匀，加入柿子椒丝翻炒片刻即可。

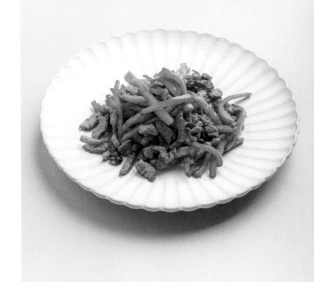

> 使用豆瓣酱时不用加盐
> 豆瓣酱中含较多盐，因此炒制时不宜再加盐。

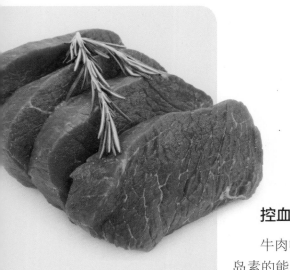

牛肉
提供优质蛋白质和 B 族维生素

热量及营养素含量

（每100克含量）

热量 ………… 113 千卡
糖类 ………… 1.3 克
蛋白质 ………… 21.3 克
脂肪 ………… 2.5 克

推荐用量
40 ~ 75 克 / 天

控血糖推荐吃法
蒸煮、炒食、做馅

控血糖关键词
锌、蛋白质、B 族维生素

控血糖原理

牛肉中所含的锌有助于提高胰岛素原转化为胰岛素的能力。牛肉中富含的优质蛋白质和B族维生素有补充体力、促进代谢、修复组织的作用。

三餐健康吃法

1 蒸煮：早餐可将蒸煮好的牛肉（或者买好的酱牛肉）切成片，搭配生菜等夹入全麦面包等中食用。

2 炒食、炖食：可将牛肉切好后与其他食材一起炒食，也可与山楂、萝卜等一起炖食。

3 做馅：牛肉可和其他食材搭配做馅，制成饺子、包子、馅饼等食用。

牛肉美味又健康的吃法

可将牛肉和白菜、土豆、萝卜一起炖食，味道极佳。牛肉搭配番茄，可以使牛肉中的铁更好地被人体吸收，有效预防缺铁性贫血。而在炖牛肉时，加些番茄、山楂，能让牛肉更快熟烂，更适合中老年朋友食用。

牛肉馅饼

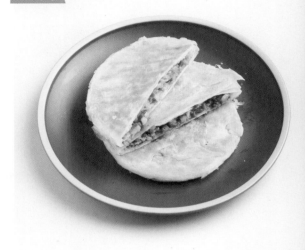

材料 面粉 400 克，牛肉 200 克，大白菜 250 克，葱花 50 克。

调料 酱油、盐各适量。

做法

1 牛肉洗净，剁成末，加酱油、盐调味；大白菜洗净，切末，拌入牛肉末中，加入葱花拌匀制成馅。

2 面粉用冷水和匀，揉匀，静置 10 ~ 20 分钟。

3 将面团分成若干剂子，按扁后擀成皮。

4 取面皮包入馅，捏合成馅饼。

5 平底锅以大火烧热，下馅饼入锅略按扁，烘一会儿，倒入少许油，烙至两面金黄即可。

土豆胡萝卜炖牛肉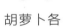

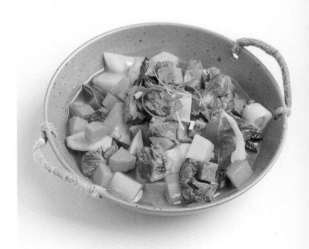

材料 牛肉 250 克，土豆、胡萝卜各 200 克。

调料 料酒、葱段、姜片、酱油各 8 克，大料 1 个，山楂 2 个，香叶 2 片，盐 4 克，香菜段 5 克。

做法

1 土豆、胡萝卜分别洗净，去皮，切块；牛肉洗净，切块，放入凉水中用大火煮开，捞出。

2 锅中倒油烧热，放入姜片和葱段炒香，放牛肉块翻匀，加入料酒、酱油、大料、香叶和山楂炒匀，再加入适量水大火烧开，转小火煮 20 分钟。

3 另起锅入油烧热，放入牛肉块翻炒 2 分钟，倒入土豆块和胡萝卜块炖 50 分钟，大火收汁，加盐，撒上葱段、香菜段即可。

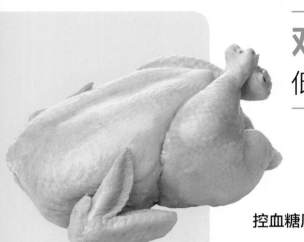

鸡肉
低脂肪，高蛋白

热量及营养素含量

（每100克含量）

热量 ········ 145 千卡
糖类 ············ 0.9 克
蛋白质 ······· 20.3 克
脂肪 ············· 6.7 克

推荐用量

40 ~ 75 克/天

控血糖推荐吃法

凉拌、炒食、做汤

控血糖关键词

蛋白质、B 族维生素

控血糖原理

鸡肉含有丰富的蛋白质，去皮后是公认的低脂、高蛋白食材，可促进代谢，延缓餐后血糖上升。鸡肉中所含的B族维生素可以避免糖尿病患者合并微血管病变，且具有保护神经系统的作用。

三餐健康吃法

1 做汤：鸡肉常炖汤吃，炖汤时最好去除鸡皮，撇去浮油。
2 炒食：鸡肉与胡萝卜、黄瓜等一起搭配炒食，营养丰富，口感好。
3 凉拌：鸡肉煮熟后，撕成细丝凉拌着吃，香嫩爽口。

不同部位的鸡肉营养成分有所差异

鸡胸肉的脂肪含量很低，而且含有大量维生素；鸡翅却含有较多脂肪，想减肥的人宜少吃；鸡肝中的胆固醇含量很高，胆固醇高的人不要多吃；鸡皮中脂肪和胆固醇含量很高，糖尿病患者最好去皮食用；鸡屁股是储存病菌和致癌物的仓库，应弃掉不要。

鸡肉三丁

热量/人
80 千卡

材料 鸡胸肉100克，胡萝卜、黄瓜各150克。

调料 盐3克，葱花、姜末各适量。

做法

1. 胡萝卜、鸡胸肉、黄瓜分别洗净，切丁。

2. 锅内倒油烧热，下入胡萝卜丁、葱花、姜末翻炒，待胡萝卜丁八成熟时，放入鸡丁继续翻炒。

3. 待鸡丁熟后，加入黄瓜丁，略炒片刻，调入盐即可。

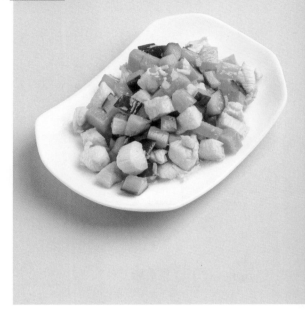

荷兰豆拌鸡丝

热量/人
89 千卡

材料 鸡胸肉200克，荷兰豆100克。

调料 蒜蓉10克，盐2克，香油3克，醋少许。

做法

1. 鸡胸肉洗净，煮熟冷却，撕成细丝，用盐水略浸泡，捞出沥干水分；荷兰豆洗净后切丝，放入沸水中焯熟。

2. 将鸡丝、荷兰豆丝放入盘中，再放入蒜蓉、盐、香油、醋拌匀即可。

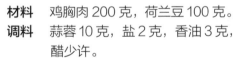

荷兰豆应完全煮熟后再食用
荷兰豆宜选择大小均匀、色泽翠绿者，且烹饪时必须完全煮熟后再食用，否则可能引发中毒。

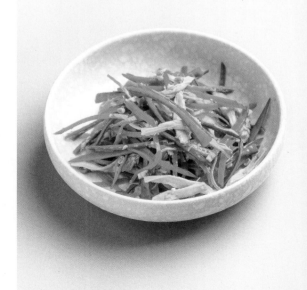

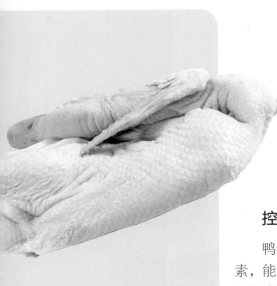

鸭肉
补充糖尿病消耗的 B 族维生素

热量及营养素含量

（每100克含量）

热量	240 千卡
糖类	0.2 克
蛋白质	15.5 克
脂肪	19.7 克

推荐用量

40 ~ 75 克 / 天

控血糖推荐吃法

凉拌、做汤

控血糖关键词

蛋白质、B 族维生素

控血糖原理

鸭肉相较于其他肉类，含有较多的B族维生素，能补充2型糖尿病患者因胰岛素抵抗消耗的B族维生素，从而稳定血糖水平。鸭肉中的蛋白质可促进受损细胞的再生和修复，增强机体代谢。

三餐健康吃法

1. 凉拌：鸭肉煮熟后，最好去皮再凉拌，减少脂肪摄入。
2. 做汤：鸭肉可做汤，但老鸭肉在短时间内不容易炖烂，可以放一些木瓜皮、山楂，以加速鸭肉熟烂。

鸭肉适合糖友大暑进补

民间有"大暑老鸭胜补药"的说法。可将鸭肉、莲藕、冬瓜等一起煲汤食用，消暑滋阴，为糖友夏日滋补佳品。

鸭肉拌黄瓜

早 午 晚

热量/人
56 千卡

材料 去皮鸭肉 100 克，黄瓜 200 克。

调料 蒜末、盐各适量，香油 3 克。

做法

1 鸭肉洗净，煮熟，撕成丝；黄瓜洗净，切丝。

2 取盘，放入鸭丝和黄瓜丝，加盐、蒜末和香油拌匀即可。

> **控糖、清热**
> 鸭肉拌黄瓜中含有 B 族维生素、锌、维生素 C 等营养素，能提高肌肉对葡萄糖的利用率，有助于控血糖。

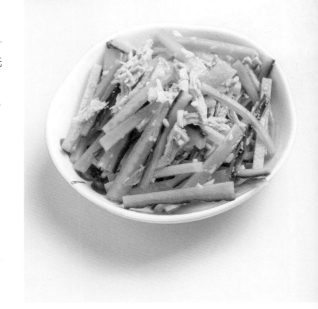

萝卜老鸭汤

午 晚

热量/人
289 千卡

材料 老鸭、白萝卜各 200 克，枸杞子 10 克。

调料 葱段 5 克，姜片 4 克，花椒 3 克，盐 2 克。

做法

1 老鸭洗净，切块；白萝卜洗净，切块。

2 鸭块入凉水锅中焯水，撇去血沫和浮油，捞出沥干水分。

3 锅内倒油烧至七成热，放入葱段炒香，放入鸭块和姜片煸炒出香味，倒入砂锅中，加水、葱段、姜片、花椒和适量开水，大火煮沸后转小火炖 40 分钟，煮好后放入枸杞子和盐即可。

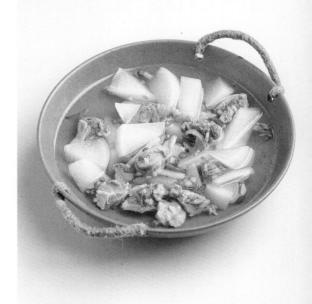

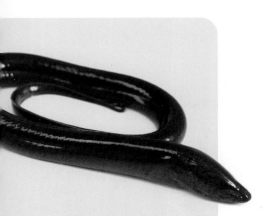

鳝鱼
调脂，控血糖

热量及营养素含量
（每100克含量）

热量 ………… 89 千卡
糖类 …………… 1.2 克
蛋白质 ………… 18 克
脂肪 …………… 1.4 克

推荐用量
40 ~ 75克 / 天

控血糖推荐吃法
炒食、做汤

控血糖关键词
鳝鱼素、维生素 A

控血糖原理

鳝鱼中含有的鳝鱼素具有双向调节血糖的作用。另外，鳝鱼中所含的维生素A具有保护视力的作用，可以帮助预防糖尿病合并眼病。

三餐健康吃法

1. 炒食：鳝鱼烹饪时宜烧熟煮透，不宜爆炒，因为鳝鱼体内可能含有寄生虫，爆炒未使其熟透，杀不死寄生虫，食用后容易引发食源性疾病。
2. 做汤：鳝鱼也常用来做汤，与豆腐等搭配，对糖尿病患者有益。

常吃鳝鱼有利于保护视力

鳝鱼中含有较多的DHA和牛磺酸，这两种营养成分对于保护视网膜和视力都有益处。

芹菜炒鳝丝

午 晚

热量/人
73 千卡

材料 净鳝鱼 150 克，芹菜 200 克。

调料 葱末、姜末、蒜末各适量，料酒、酱油各 5 克，盐 2 克。

做法

1 芹菜择洗净，切段；鳝鱼冲洗净，切段，焯水，捞出备用。

2 锅内倒油烧热，加姜末、蒜末、葱末、料酒炒香，倒入鳝鱼段、酱油翻炒至七成熟，倒入芹菜段继续翻炒几分钟，加盐调味即可。

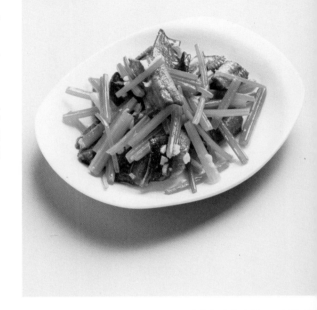

控血糖，明目
芹菜炒鳝丝富含膳食纤维、鳝鱼素、维生素A等营养物质，可帮助控血糖、明目。

鳝鱼豆腐汤

午 晚

热量/人
157 千卡

材料 鳝鱼 200 克，豆腐 350 克。

调料 葱花、姜丝、蒜末各适量，盐 2 克，胡椒粉少许。

做法

1 鳝鱼治净，切段，焯水捞出；豆腐洗净，切块，焯水捞出。

2 锅内倒油烧至七成热，放入鳝鱼段炒至两面略金黄时，放入姜丝、蒜末翻炒，加水没过鳝鱼烧开，放入豆腐块煮15分钟，加盐、胡椒粉、葱花即可。

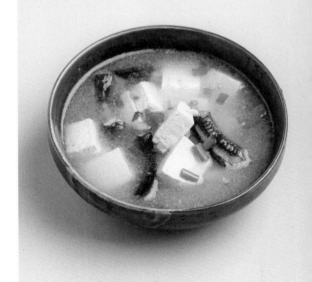

焯烫一下降低用油量
烹调时，可将鳝鱼用沸水焯烫一下，这样可以减少煸炒时的用油量，降低热量摄入，更适合糖尿病患者食用。

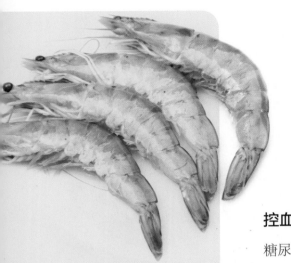

虾
补充蛋白质、锌

控血糖原理

糖尿病患者由于代谢紊乱，身体消耗大，需要适量补充优质蛋白质。虾属于高蛋白、低脂肪食物，有助于控体重。虾中还含有较多的B族维生素和锌、碘等营养素，有利于控血糖。

三餐健康吃法

1 水煮：最好用盐水煮，虾易熟。一般煮几分钟后立即捞出过凉，以免煮老，影响口感。过凉可使虾的肉质更紧密，沥干后蘸姜醋汁食用。

2 清蒸：蒸虾不仅可以减少烹调用油量，还能保持虾鲜嫩爽口的特点，很适合糖尿病患者食用。

冰鲜虾不可白灼着吃

任何海鲜都只有在高度新鲜的状态下才适合做成清蒸、白灼之类的菜肴。海鲜类如果冰冻时间太长，口感、风味和安全性都会受影响，所以不适合采用白灼的吃法。冰鲜的虾更适合高温烹炒。

白灼虾

早 午 晚

热量/人 78 千卡

材料 鲜海虾 250 克。

调料 葱花、蒜末、生抽、料酒各适量。

做法

1. 海虾剪去虾须、挑去虾线，洗净，加入料酒腌渍 10 分钟去腥。
2. 将葱花、蒜末、生抽调成料汁。
3. 锅内倒入适量清水煮沸，倒入海虾煮 2~3 分钟至虾变色，捞出沥干，摆盘，食用时蘸料汁即可。

> **快速去虾线**
> 虾背部的虾线是虾未排泄完的废物，因此烹饪虾的时候要记得去除虾线。将牙签从虾背第二节的壳间穿过，往上一挑，就能轻松挑出虾线。

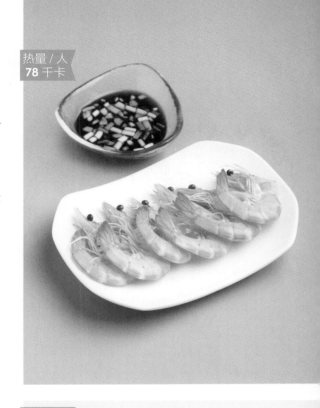

鲜虾芦笋

午 晚

热量/人 42 千卡

材料 芦笋 250 克，鲜海虾 100 克。

调料 葱花、姜丝各 4 克，盐、料酒、淀粉各 2 克。

做法

1. 芦笋去老皮，洗净，切段；鲜海虾去虾须，剪开虾背，挑出虾线，洗净，用料酒、淀粉腌渍 10 分钟。
2. 锅置火上，倒入植物油烧至七成热，放葱花、姜丝炒香，放入鲜海虾、芦笋段翻炒至熟，加盐调味即可。

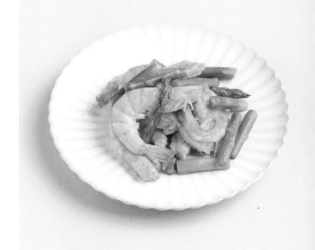

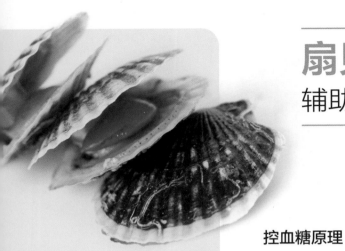

扇贝
辅助调节血糖

热量及营养素含量
（每100克含量）

热量 ………… 60千卡
糖类 ………… 2.6克
蛋白质 ……… 11.1克
脂肪 ………… 0.6克

推荐用量
40～75克/天

控血糖推荐吃法
蒸煮、炒食

控血糖关键词
锌

控血糖原理

糖尿病患者由于多尿，大量锌会由尿液排出，容易出现锌缺乏。扇贝中富含锌，适当多食，能促进免疫系统的活化，辅助调节血糖，还能加速伤口或溃疡的愈合，减少糖尿病合并症的出现。

三餐健康吃法

1　蒸煮：扇贝肉质鲜美，蛋白质含量高，可以蒸煮着吃，营养保存更完整。
2　炒食：扇贝也可以炒食，与番茄、木耳等搭配口味也不错。

干贝食用巧招

干贝是扇贝的干制品，味道鲜美，在烹调菜肴时总当配角，可炒食、做汤等。干贝可做成干贝丝瓜、干贝豆腐、干贝萝卜丝汤、干贝菜心等，每道菜里只要放上5～6粒干贝就可以了。

蒜蓉蒸扇贝　午　晚

热量/人
75 千卡

材料　带壳扇贝 300 克，柿子椒、蒜末各 30 克。

调料　葱花、姜末各适量，生抽 5 克。

做法

1 柿子椒洗净，去蒂除子，切丁；扇贝洗净。

2 取一小碗，放入蒜末、姜末、生抽拌匀制成料。

3 把柿子椒丁放在扇贝上，淋上拌好的料，上笼大火蒸约 5 分钟后取出，撒上葱花即可。

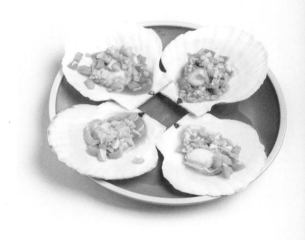

> **蒸扇贝不要加粉丝**
> 蒜蓉粉丝扇贝虽是最常见吃法，但对糖尿病患者而言，摄入过多粉丝不利于控糖，可改为蒜蓉蒸扇贝。

番茄炒扇贝　午　晚

热量/人
48 千卡

材料　扇贝肉 200 克，番茄 150 克。

调料　盐 3 克，葱段、姜丝、蒜末各 10 克，料酒适量。

做法

1 扇贝肉洗净，用盐和料酒腌渍 5 分钟，洗净；番茄洗净，切块。

2 锅置火上，倒入植物油烧至六成热，爆香葱段、姜丝，放入扇贝肉和番茄块翻炒至熟，加盐，撒上蒜末即可。

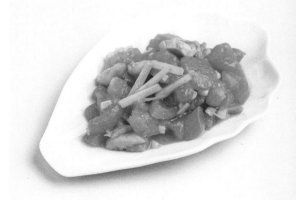

> **番茄 + 扇贝，调节糖代谢效果更佳**
> 番茄中含有的番茄红素可以保护胰岛细胞，而扇贝中含有丰富的硒元素，可以促进胰岛素的合成、分泌，二者搭配食用，调节糖代谢效果更佳，适合糖尿病患者食用。

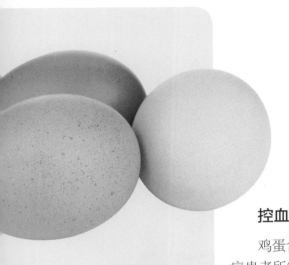

鸡蛋
提供多种营养物质

控血糖原理

鸡蛋含丰富的优质蛋白质及 B 族维生素等糖尿病患者所需的营养物质，既可作为主餐，也可作为加餐。现代医学研究证实，每日吃一个鸡蛋不仅可以供给机体营养，还有预防心血管疾病的作用。

三餐健康吃法

1. 蒸煮：鸡蛋三餐可单独蒸煮，也可与虾仁等搭配，既方便，又可有效抵抗饥饿感。
2. 做汤：鸡蛋做汤，营养美味，如紫菜蛋花汤、番茄蛋花汤等，比炒食用油量少，更健康。

蒸煮鸡蛋营养更易吸收

糖尿病患者尽量将鸡蛋蒸煮着吃，如蒸鸡蛋、水煮鸡蛋等，这些做法不但使营养物质能被人体很好地消化吸收，还可以避免摄入过多油脂。

热量及营养素含量

（每100克含量）

热量	139 千卡
糖类	2.4 克
蛋白质	13.1 克
脂肪	8.6 克

推荐用量

1 个 / 天

控血糖推荐吃法

蒸煮、做汤

控血糖关键词

B 族维生素、蛋白质

虾仁蒸蛋　

材料　虾仁150克，鸡蛋2个。

调料　葱花适量，盐、香油各2克。

做法

1 虾仁洗净，挑去虾线；鸡蛋磕入碗中，加盐、温水、香油拌匀。

2 将装鸡蛋的碗放入锅中隔水蒸，蒸至七成熟时加入虾仁续蒸至熟，撒上葱花即可。

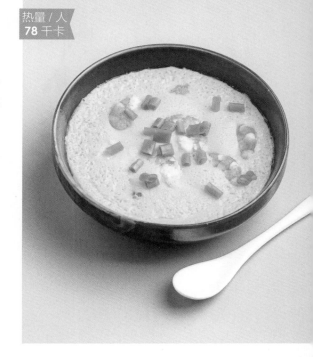

热量／人
78千卡

蒸鸡蛋好吃的秘诀
蒸蛋时不要在搅拌鸡蛋的时候放入油或盐，这样蒸出来的蛋羹又老又硬。也不要用力搅拌，略搅几下，搅拌均匀就上锅蒸。

黄瓜鸡蛋汤　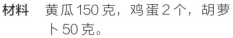

材料　黄瓜150克，鸡蛋2个，胡萝卜50克。

调料　盐2克。

做法

1 黄瓜洗净，切薄片；鸡蛋打散，搅匀；胡萝卜洗净，切薄片，焯熟。

2 锅内倒适量清水烧开，倒入胡萝卜片、黄瓜片煮沸，倒入打散的鸡蛋液搅匀，加盐调味即可。

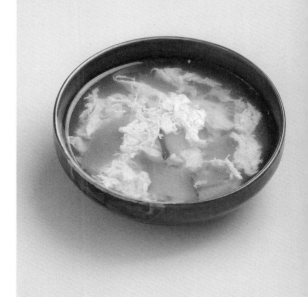

热量／人
69千卡

稳控血糖
黄瓜鸡蛋汤含有优质蛋白质、卵磷脂、维生素C、胡萝卜素、膳食纤维等，能帮助控血糖。

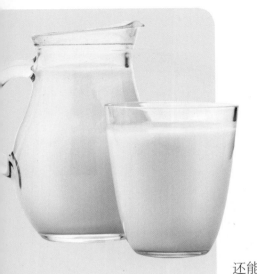

牛奶
提供优质蛋白质和钙

控血糖原理

牛奶富含钙，有助于促进胰岛素的正常分泌，还能预防骨质疏松。牛奶中的钙可增加尿钠的排泄，减轻钠对血压的不利影响，有利于降血压。

三餐健康吃法

1 早餐时可以喝一杯牛奶，搭配杂粮饼或玉米发糕等主食。既能补充碳水化合物，又富含优质蛋白质。

2 牛奶也适合睡前饮用，可以避免夜间饥饿，同时也有一定的安神助眠作用。

3 牛奶也是一种不错的加餐食品，可以在两餐之间喝半杯或一杯牛奶。

乳糖不耐受的糖尿病患者这样喝牛奶

乳糖不耐受的糖尿病患者可以选择乳糖含量极低的低乳糖牛奶，比如舒化奶。其次在喝牛奶的时候采取少量多次的原则，让肠道逐渐适应。尽量不要空腹喝牛奶，可以先吃一些面包、馒头等主食以降低不适感。

热量及营养素含量

（每100克含量）

热量 ………… 65 千卡
糖类 …………… 4.9 克
蛋白质 ………… 3.3 克
脂肪 …………… 3.6 克

GI 值
28

推荐用量
300 ~ 500 克 / 天

控血糖推荐吃法
直接饮用

控血糖关键词
钙

牛奶炒蛋

 早 午 晚

热量 / 人 109 千卡

材料 鸡蛋 3 个，牛奶 120 克。

调料 黑胡椒粉、盐各适量。

做法

1 鸡蛋磕入碗中，倒入牛奶，搅匀。

2 平底锅中刷一层薄油，开小火，将蛋液倒入，静待 2 分钟，不要翻动，然后用铲子轻轻从底部推动，看到底部的蛋液已经凝固，继续用铲子推，注意是从四周往中间推，就像堆小山一样。

3 待蛋液全部凝固、看不见水分后，关火，撒上盐、黑胡椒粉即可。

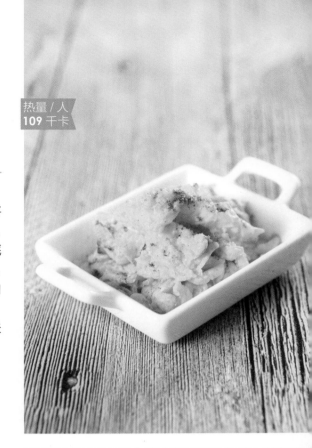

牛奶玉米汁

早 午 晚

热量 / 人 121 千卡

材料 玉米 150 克，牛奶 300 克。

做法

1 玉米洗净，剥粒。

2 将玉米粒倒入豆浆机中，加适量清水至上下水位线之间，煮至豆浆机提示做好，倒入牛奶即可。

稳定血糖，利尿消肿

牛奶玉米汁富含蛋白质、B 族维生素、钾、钙等，帮助稳血糖、消水肿。

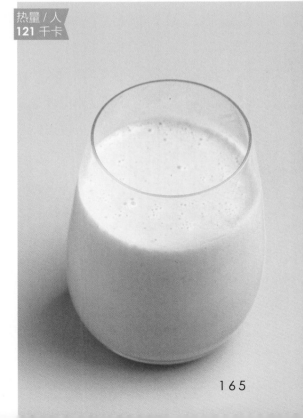

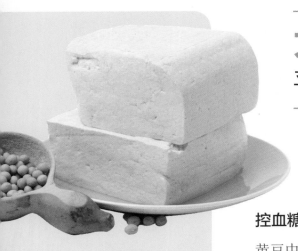

大豆及其制品
平稳血糖，改善糖耐量

控血糖原理

黄豆中的膳食纤维具有促进胰岛素分泌的功效，黄豆中的大豆多糖等活性成分可改善组织细胞对胰岛素的敏感性，有利于糖尿病病情的控制。

三餐健康吃法

1 做菜：煮熟后可做成凉拌菜，也可在炒菜、煲汤或煮粥时适当放一些黄豆，都是不错的吃法。

2 打豆浆或榨汁：黄豆可做成豆浆或榨汁饮用。豆渣不要丢掉，可将豆渣加面粉或玉米面做成窝头，更有利于吸收其中的营养成分。

卤黄豆，美味又控糖

在平时做卤肉、猪蹄、鸡爪等肉食时，放入一些黄豆一起卤，不仅可使肉类更易熟，也可使黄豆口感更好，还能起到一定的控糖（整粒黄豆更控糖）效果。

香椿拌豆腐

材料 豆腐 300 克，香椿 100 克。

调料 盐、香油各 3 克。

做法

1 豆腐洗净，放入沸水中焯烫，捞出沥干，切小块，装盘。

2 香椿洗净，焯烫捞出，过凉，捞出沥干，切碎，放入豆腐块中。

3 香椿碎、豆腐块加入盐、香油拌匀即可。

香椿 + 豆腐，保护胰岛细胞
香椿含有丰富的维生素 C 和胡萝卜素；
豆腐属于低热量、低脂肪、高蛋白食物。
二者做菜营养互补，有助于保护胰岛细胞。

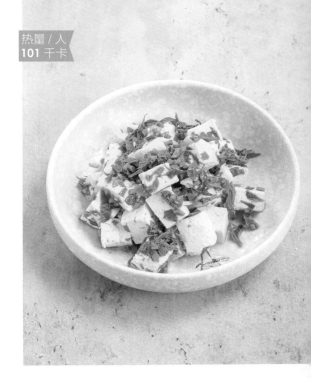

热量 / 人
101 千卡

芥蓝炒黄豆

材料 芥蓝 250 克，黄豆 60 克。

调料 葱花、蒜片、醋各 5 克，盐 2 克。

做法

1 黄豆洗净，浸泡一夜，煮熟；芥蓝洗净，入沸水中焯一下，捞出后切小段。

2 锅置火上，倒油烧至六成热，放入葱花、蒜片爆香，再将芥蓝段、黄豆放入锅中炒熟，加入盐、醋调味即可。

热量 / 人
98 千卡

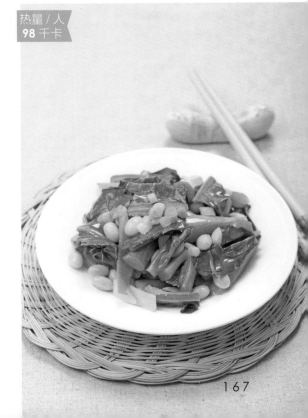

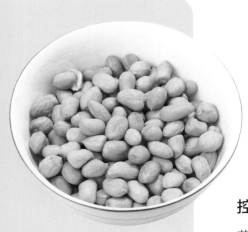

花生
健脑益智，增强血管弹性

控血糖原理

花生含有丰富的不饱和脂肪酸和维生素 E，有利于心脏健康。另外，花生中的植物固醇、皂角苷、白藜芦醇等物质，对预防心血管疾病、心肌梗死等也有一定帮助。

三餐健康吃法

1 凉拌：凉拌花生有助于滑肠润燥，食用时可与其他食材一起凉拌。
2 蒸煮：花生可与大米、小米等一起蒸煮食用，有利于营养物质的消化吸收。

热量及营养素含量

（每 100 克含量）

热量 ……… 574 千卡
糖类 ……… 21.7 克
蛋白质 ……… 24.8 克
脂肪 ……… 44.3 克

GI 值
14

推荐用量
30 克 / 天

控血糖推荐吃法
凉拌、蒸煮

控血糖关键词
不饱和脂肪酸、维生素 E

五香花生　　

材料　带壳花生 500 克。
调料　大料、桂皮、草果、香叶各适量，盐 5 克。
做法
1 带壳花生洗净，将花生壳捏裂备用。
2 锅置火上，倒入大料、桂皮、草果、香叶、花生，加水没过花生，倒入盐，大火煮 15 分钟，关火浸泡 1 小时即可。

注：花生一次可多煮一些，分天吃完。热量按每人每天 30 克来核算。

第五章

糖尿病合并症三餐怎么吃

糖尿病合并高血压

三餐饮食关键

1 限制钠盐，建议每日 3 ~ 5 克。同时要限制所有含盐量高的食物，如咸菜、咸鱼、酱菜、方便面调料、皮蛋、咸鸭蛋等，烧鸡、香肠、熏肉、火腿等熟食中的含盐量也很高，注意控制摄入量。

2 过多摄入脂肪是高血压病的一个危险因素，因此糖尿病合并高血压患者要控制膳食脂肪的摄入。比如，食物油炸后脂肪含量往往很高，可以将油炸变为烤箱烤。即将食物调好味，用锡箔纸包好，放入烤箱中烤熟，不仅味道鲜美，也可减少脂肪摄入量。

做蔬菜沙拉时，尽量少用外面买的沙拉酱，其中含有较多的脂肪和盐，有些还含有反式脂肪酸，可以自制油醋汁，即一勺香油或橄榄油搭配半勺醋。

依口味适当加些柠檬汁调味，酸甜可口。将花生酱用花生碎代替。

适当补充优质蛋白质，常食富含优质蛋白质的鱼类、大豆制品、鸡蛋、牛奶等。

3 高钾食物可以抑制钠的吸收，并促使钠从尿液中排出，对抗钠升高血压的不利影响，对血管有保护作用。日常可适当多食口蘑、紫菜、绿叶菜等高钾食物。

一日三餐搭配举例

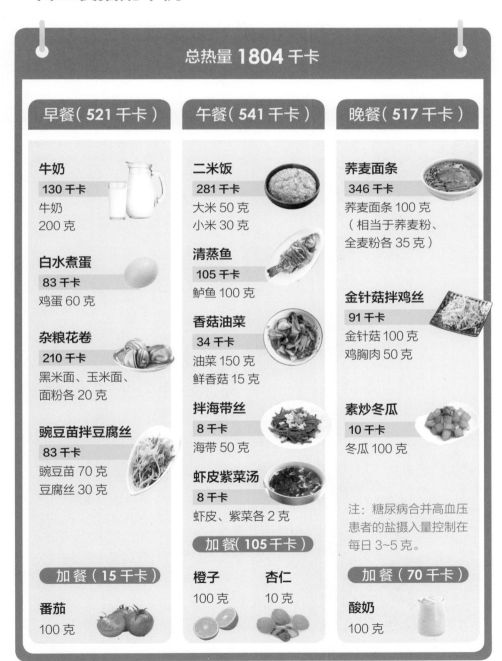

总热量 1804 千卡

早餐（521 千卡）

牛奶
130 千卡
牛奶
200 克

白水煮蛋
83 千卡
鸡蛋 60 克

杂粮花卷
210 千卡
黑米面、玉米面、
面粉各 20 克

豌豆苗拌豆腐丝
83 千卡
豌豆苗 70 克
豆腐丝 30 克

加餐（15 千卡）

番茄
100 克

午餐（541 千卡）

二米饭
281 千卡
大米 50 克
小米 30 克

清蒸鱼
105 千卡
鲈鱼 100 克

香菇油菜
34 千卡
油菜 150 克
鲜香菇 15 克

拌海带丝
8 千卡
海带 50 克

虾皮紫菜汤
8 千卡
虾皮、紫菜各 2 克

加餐（105 千卡）

橙子
100 克

杏仁
10 克

晚餐（517 千卡）

荞麦面条
346 千卡
荞麦面条 100 克
（相当于荞麦粉、
全麦粉各 35 克）

金针菇拌鸡丝
91 千卡
金针菇 100 克
鸡胸肉 50 克

素炒冬瓜
10 千卡
冬瓜 100 克

注：糖尿病合并高血压
患者的盐摄入量控制在
每日 3~5 克。

加餐（70 千卡）

酸奶
100 克

全天用油量 25 克，即 225 千卡。后同。

素炒冬瓜　

材料　冬瓜 300 克。

调料　葱段、酱油各 5 克，醋 6 克，香菜段适量。

做法

1 冬瓜洗净，去皮除子，切小块。

2 锅内倒油烧至六成热，下入葱段爆香，放入冬瓜块翻炒至半透明时，调入酱油，加入没过冬瓜的清水，煮至冬瓜变透明时，加醋调味，撒上香菜段即可。

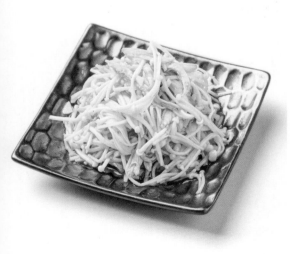

金针菇拌鸡丝　

材料　金针菇 300 克，鸡胸肉 150 克。

调料　蒜末 3 克，香油、酱油各 2 克，醋 5 克，盐 1 克。

做法

1 鸡胸肉洗净，入冷水焯烫至熟，捞出过凉，撕成丝；金针菇洗净，入沸水中焯熟，捞出过凉，沥干水分。

2 将鸡丝、金针菇丝放入容器内，加入蒜末、酱油、香油、盐、醋拌匀即可。

金针菇高钾低钠，保护血管
经常食用高钾低钠的金针菇可帮助糖尿病患者保护血管，降低发生脑卒中的风险。

糖尿病合并血脂异常

三餐饮食关键

1　对健康人来说，一般建议每天吃200~400克主食。对于糖尿病伴血脂异常患者来说，则应适当控制主食摄入量，但每天不要少于200克，这是保证大脑运作、预防低血糖的必要手段。如果主食供能不够，仅仅靠吃高蛋白食物来补充，不利于血压和血脂的控制。

2　健康人每日摄入的胆固醇不应超过300毫克，如已患冠心病或动脉粥样硬化症，每日摄取的胆固醇应减少至200毫克。动物内脏、蛋黄以及墨鱼、干贝、鱿鱼、蟹黄等海产品中胆固醇含量很高，应加以限制。

不推荐吃这些高胆固醇食物（标准：毫克/100克）

猪脑	羊脑	鹅蛋黄	鸡蛋黄	猪小排
2571	2004	1696	1510	1456
鱿鱼（干）	鹅蛋	咸鸭蛋	鸭蛋黄	皮蛋
871	704	647	608	595
虾皮	银鱼	鸡肝	河蟹	猪小肠
428	361	356	267	183

3　适当选用茶子油或橄榄油。糖尿病合并血脂异常患者，其膳食中饱和脂肪酸要小于7%，并可适当提高单不饱和脂肪酸的比例。因为单不饱和脂肪酸有降低血胆固醇、甘油三酯的作用，还不影响高密度脂蛋白胆固醇水平，所以，糖尿病合并血脂异常患者应选用富含单不饱和脂肪酸的植物油作为主要烹饪用油，如茶子油、橄榄油等。但为了遵循脂肪酸均衡的原则，应该将几种油替换着吃。

一日三餐搭配举例

总热量 1714 千卡

早餐（419 千卡）

牛奶
82 千卡
脱脂牛奶
250 克

白水煮蛋白
36 千卡
鸡蛋白 2 个
（60 克）

木耳烧圆白菜
32 千卡
圆白菜 100 克
水发木耳 30 克

全麦面包
183 千卡
2 片
（相当于全麦粉 48 克）

加餐（86 千卡）

黄瓜
100 克

酸奶
100 克

午餐（532 千卡）

杂粮饭
273 千卡
大米 50 克
黑米、红豆各 15 克

冬瓜氽丸子
82 千卡
猪瘦肉 50 克
冬瓜 100 克

油菜炒肉片
71 千卡
牛瘦肉 50 克
油菜 100 克
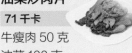

素炒三丝
53 千卡
西芹、胡萝卜、
柿子椒各 75 克

加餐（53 千卡）

苹果
100 克

晚餐（538 千卡）

小窝头
249 千卡
玉米面 40 克
黄豆面 25 克

清蒸鲈鱼
79 千卡
鲈鱼 75 克

韭菜炒绿豆芽
28 千卡
绿豆芽 100 克
韭菜 50 克

二米南瓜粥
117 千卡
大米 20 克
小米 10 克
南瓜 50 克

加餐（65 千卡）

牛奶
100 克

木耳烧圆白菜

材料 圆白菜300克，水发木耳90克。

调料 葱花适量，盐2克。

做法

1 木耳择洗净，撕成小朵；圆白菜洗净，撕成片。

2 锅内倒油烧热，放葱花炒香，放入木耳和圆白菜片翻炒3分钟，用盐调味即可。

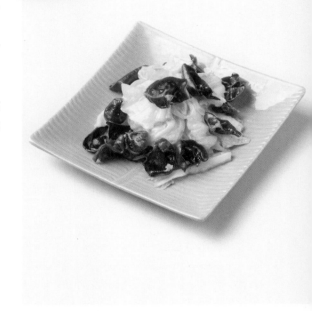

热量/人
32 千卡

热量/人
28 千卡

韭菜炒绿豆芽

材料 绿豆芽300克，韭菜150克。

调料 盐、葱丝、姜丝、醋各适量。

做法

1 绿豆芽掐去两头，洗净，捞出控干；韭菜择洗净，切长段。

2 锅中倒油烧热，加葱丝、姜丝炒香，随即倒入绿豆芽翻炒几下，再倒入韭菜段，放入盐、醋炒匀即可。

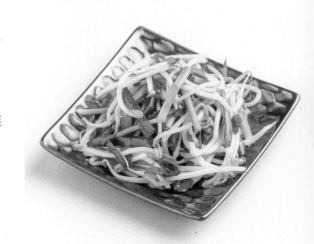

糖尿病合并肾病

三餐饮食关键

1 糖尿病肾病需要限制蛋白质摄入，避免高蛋白饮食。目前建议每日蛋白质摄入量在 0.6~0.8 克 / 千克体重。在低蛋白饮食的情况下，一定要保证足够的热量，此时热量摄入不足极易出现营养不良。热量保证在每日 25~35 千卡 / 千克体重，具体摄入量以保持正常体重为标准。

2 在合理的蛋白质摄入量范围内，多用动物蛋白代替植物蛋白，尤其应选用白肉，如鱼、虾、鸡肉，以及鸡蛋、牛奶等，尽量不以燕麦、荞麦、绿豆等作为蛋白质的主要来源，以免增加肾脏负担。大豆及其制品是优质蛋白质，可适量食用。

3 巧妙选择主食，应选择血糖生成指数低的食物，如荞麦、燕麦、莜麦、玉米等。芋头、山药、土豆、南瓜等淀粉含量高的蔬菜作为主食的一部分。

4 如果有血钾偏高的情况，钾的摄入量低于 1500 毫克 / 日。油菜、菠菜、韭菜、番茄、海带、香蕉和桃等含钾高的食物应适当限制，但这并不意味着绝对不能吃（含钾高的绿叶菜可先用沸水焯一下），而是在限钾范围内有选择地吃。

5 肾病发展到一定阶段常出现高血压，表现为水肿或尿量减少，限制盐可以有效预防合并症。所以，糖尿病伴有肾功能不全者盐量一般为 3~5 克 / 天，如果出现高血压，则应降至每天 2 克，还要注意不吃腌制品。

一日三餐搭配举例

总热量 1766 千卡

早餐（520 千卡）

玉米面发糕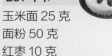
297 千卡
玉米面 25 克
面粉 50 克
红枣 10 克

炝西蓝花
40 千卡
西蓝花 150 克

牛奶
130 千卡
200 克

加餐（53 千卡）
苹果
100 克

午餐（498 千卡）

二米饭
350 千卡
大米 75 克
小米 25 克

平菇炒莴笋
32 千卡
莴笋 150 克
平菇 50 克

清炖鸡块
100 千卡
鸡腿肉、胡萝卜
各 50 克

加餐（16 千卡）
黄瓜
100 克

晚餐（523 千卡）

花生馒头
295 千卡
面粉 60 克
熟花生碎 25 克

彩椒炒黄瓜
27 千卡
黄瓜 100 克
红彩椒 50 克

洋葱木耳炒肉
96 千卡
洋葱 100 克
猪瘦肉 30 克
干木耳 5 克

加餐（105 千卡）
酸奶
150 克

控糖记

限制蛋白质，需分期对待

过量的蛋白质会增加肾小球滤过率，促进肾小球基底膜增厚。从进入Ⅳ期起，糖尿病肾病患者应限制蛋白质摄入量，按每日 0.8 克 / 千克体重补充；而肌酐清除率开始下降后，蛋白质限制应更严格，按每日 0.6 克 / 千克体重补充，同时配合药物。低蛋白饮食可减少尿蛋白排泄，延缓肾损害进展。

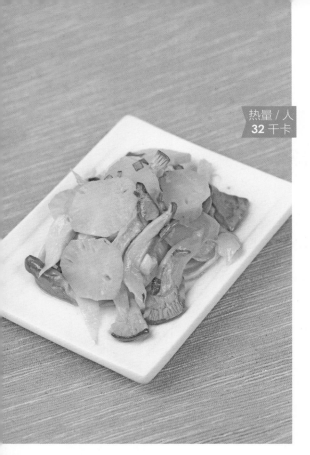

平菇炒莴笋　午 晚

材料　莴笋 450 克，平菇 150 克。

调料　葱末、姜末、蒜末各适量，盐 3 克。

做法

1　莴笋洗净，去老皮，切片；平菇洗净，撕大片。

2　锅内倒油烧热，炒香葱末、姜末、蒜末，放入莴笋片、平菇片翻炒至熟，加盐调味即可。

彩椒炒黄瓜　午 晚

材料　黄瓜 300 克，红彩椒 150 克。

调料　葱花 5 克，盐 1 克。

做法

1　红彩椒洗净，去蒂除子，切块；黄瓜洗净，切片。

2　炒锅置火上倒入油，待油烧至六成热时，放入葱花炒香，倒入红彩椒块和黄瓜片翻炒 3 分钟，用盐调味即可。

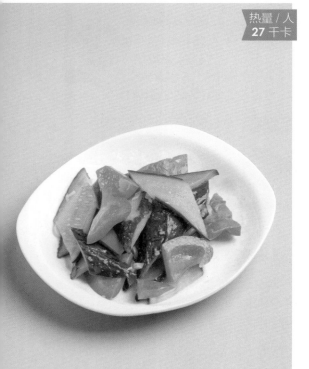

糖尿病合并痛风

三餐饮食关键

1　痛风急性发作期患者每天摄入的嘌呤量应严格限制在 150 毫克以下，禁食高嘌呤食物，少食中嘌呤食物，以低嘌呤食物为主。高嘌呤食物主要包括各种动物内脏及脑髓、浓肉汤、某些海鲜等。蛋奶的嘌呤含量低，急性期可作为蛋白质的主要食物来源。糖尿病合并痛风者补充蛋白质，急性期应以谷类、牛奶、蛋类（这些食物嘌呤含量低）为主；缓解期根据病情，选择低嘌呤或中嘌呤食物，如瘦禽肉、中嘌呤含量的鱼肉（煮过弃汤）及豆制品（豆浆、豆腐、豆腐干等），少吃肥肉，避免吃炖肉或卤肉。糖尿病合并痛风者吃肉时可以先焯水，弃汤烹饪。

2　痛风患者应多饮水，以稀释尿液，促进尿酸排泄。心肾功能正常者，每日饮水 2000 ～ 3000 毫升（2000 毫升水相当于 250 毫升的杯子 8 杯）。注意睡前一定要喝水，即使在半夜，最好也起来喝点水，以免晚上尿液浓缩。肾功能不全者，应在严密观察下进行液体补充。

3　水果虽然营养丰富，嘌呤含量普遍较低，但不可以忽略它们所含的果糖。果糖可促进人体尿酸合成增多，如果大量进食甜品或新鲜水果，就有可能增加体内胰岛素的水平，导致胰岛素抵抗，从而间接减少尿酸的排泄。一般推荐糖尿病合并痛风者每天吃水果不超过 200 克，可以在此范围内选择低热量、低果糖的水果，如白兰瓜、柠檬、樱桃等。

4

对于糖尿病合并痛风患者来说，镁和钾这两种元素既可以调节尿酸水平，又可以促进尿酸排泄。

钾对于预防高尿酸血症和痛风很重要，钾可以减少尿酸盐在体内的沉积，有助于排出尿酸。很多蔬果都含有较多的钾。摄入高钾蔬果可以为身体提供较多的钾，钾在排泄过程中可使尿液在一定程度上偏碱性，从而减少尿液中的尿酸盐结晶，促进尿酸的排出。日常可适当多食富含钾的食物，如西蓝花、空心菜、木耳、梨等。

镁可以调节尿酸代谢，有助于预防痛风以及缓解痛风症状。日常应适当食用杏仁、花生米、海参、海蜇皮等富含镁的食物。

控糖记

日常可适当多食的低嘌呤食物

谷类及其制品 薏米、黄米、面粉、玉米面、小米等。

薯类及其制品 红薯、土豆等。

干豆类及其制品 豆浆、豆腐等。

蔬菜类 胡萝卜、白萝卜、四季豆、西葫芦、番茄、丝瓜、茄子、苦瓜、黄瓜、柿子椒等。

海产品 海参、海蜇等。

水果类 苹果、梨、柚子等。

奶及奶制品 牛奶、奶酪、奶粉、酸奶等。

蛋类及其制品 鸡蛋、鹅蛋、鹌鹑蛋等。

调味品 香醋、陈醋、米醋等。

急性期一日三餐搭配举例

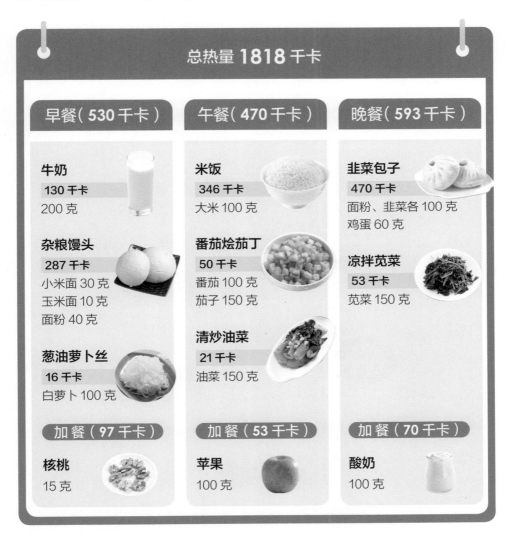

总热量 1818 千卡

早餐（530 千卡）

牛奶
130 千卡
200 克

杂粮馒头
287 千卡
小米面 30 克
玉米面 10 克
面粉 40 克

葱油萝卜丝
16 千卡
白萝卜 100 克

加餐（97 千卡）

核桃
15 克

午餐（470 千卡）

米饭
346 千卡
大米 100 克

番茄烩茄丁
50 千卡
番茄 100 克
茄子 150 克

清炒油菜
21 千卡
油菜 150 克

加餐（53 千卡）

苹果
100 克

晚餐（593 千卡）

韭菜包子
470 千卡
面粉、韭菜各 100 克
鸡蛋 60 克

凉拌苋菜
53 千卡
苋菜 150 克

加餐（70 千卡）

酸奶
100 克

凉拌苋菜　

热量/人 53 千卡

材料　苋菜 450 克，白芝麻少许。
调料　盐适量。
做法

1　苋菜洗净。
2　起锅烧水，水开后加点盐和油，放入

苋菜焯一下（掌握在半分钟内，时间长了就不好吃了），捞出。

3　放凉白开中过凉，捞出，从中间切一刀，撒上白芝麻、盐拌匀即可。

缓解期一日三餐搭配举例

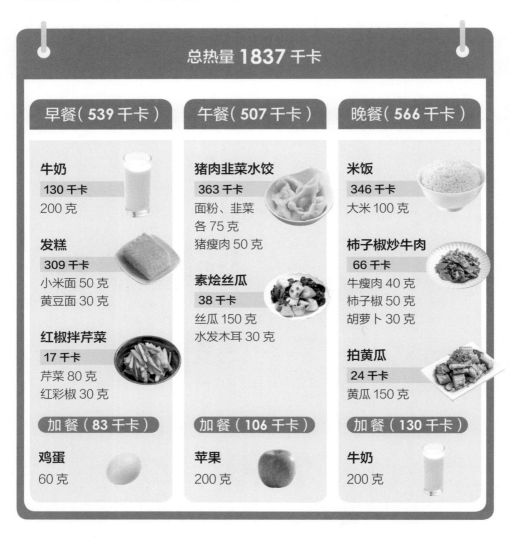

总热量 1837 千卡

早餐（539 千卡）

牛奶
130 千卡
200 克

发糕
309 千卡
小米面 50 克
黄豆面 30 克

红椒拌芹菜
17 千卡
芹菜 80 克
红彩椒 30 克

加餐（83 千卡）

鸡蛋
60 克

午餐（507 千卡）

猪肉韭菜水饺
363 千卡
面粉、韭菜
各 75 克
猪瘦肉 50 克

素烩丝瓜
38 千卡
丝瓜 150 克
水发木耳 30 克

加餐（106 千卡）

苹果
200 克

晚餐（566 千卡）

米饭
346 千卡
大米 100 克

柿子椒炒牛肉
66 千卡
牛瘦肉 40 克
柿子椒 50 克
胡萝卜 30 克

拍黄瓜
24 千卡
黄瓜 150 克

加餐（130 千卡）

牛奶
200 克

红椒拌芹菜

热量/人
17 千卡

材料 芹菜 240 克，红彩椒 90 克。
调料 葱花 5 克，盐 2 克。
做法

1 芹菜洗净，切段，焯透后捞出；红彩椒洗净，去蒂除子，切丝。

2 锅内倒油烧热，炒香葱花，放入装有芹菜段和红彩椒丝的碗中，用盐调味即可。

第六章

糖尿病特殊人群三餐怎么吃

老年糖尿病

三餐饮食关键

1 谷薯类、蔬果、肉禽鱼蛋、奶及奶制品、大豆及其制品等，每天都要摄入，忌偏食其中任何一种。

2 限制脂肪摄入量，适量选择含优质蛋白质的食物。尽可能选择牛瘦肉、淡水鱼、虾、去皮禽肉等低脂肉类。油炸食品、肥肉、动物内脏等富含胆固醇或脂肪的食物要少吃或不吃。

3 宜高膳食纤维饮食，如粗粮、新鲜蔬菜等可适当多吃。膳食纤维可延缓食物在胃肠道的消化吸收，控制餐后血糖上升速度，改善葡萄糖耐量。

4 减少盐的摄入，每日盐的摄入量不超过 5 克。

5 适当多饮水，增加奶制品的摄入。

6 食物宜加工得软而烂，食物的色、香、味、形等感官性状要好，同时要适当照顾老年人的饮食习惯，以刺激食欲。

一日三餐搭配举例

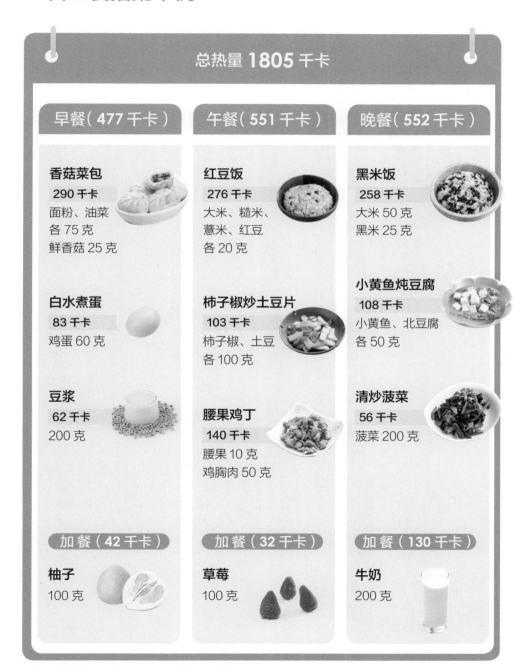

总热量 1805 千卡

早餐（477 千卡）

香菇菜包
290 千卡
面粉、油菜
各 75 克
鲜香菇 25 克

白水煮蛋
83 千卡
鸡蛋 60 克

豆浆
62 千卡
200 克

加餐（42 千卡）

柚子
100 克

午餐（551 千卡）

红豆饭
276 千卡
大米、糙米、
薏米、红豆
各 20 克

柿子椒炒土豆片
103 千卡
柿子椒、土豆
各 100 克

腰果鸡丁
140 千卡
腰果 10 克
鸡胸肉 50 克

加餐（32 千卡）

草莓
100 克

晚餐（552 千卡）

黑米饭
258 千卡
大米 50 克
黑米 25 克

小黄鱼炖豆腐
108 千卡
小黄鱼、北豆腐
各 50 克

清炒菠菜
56 千卡
菠菜 200 克

加餐（130 千卡）

牛奶
200 克

全天用油量 25 克，即 225 千卡。后同。

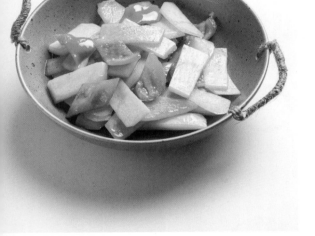

柿子椒炒土豆片

材料　柿子椒、土豆各300克。

调料　盐、酱油各适量。

做法

1 土豆洗净，去皮，切片；柿子椒洗净，去蒂除子，切片。

2 油锅烧热，放入土豆片翻炒2分钟，倒一些清水焖1分钟。

3 放入柿子椒片翻炒，放盐、酱油调味即可。

土豆片不泡水更营养

土豆切好后别泡水，可避免维生素C、钾、镁等营养素大量流失。

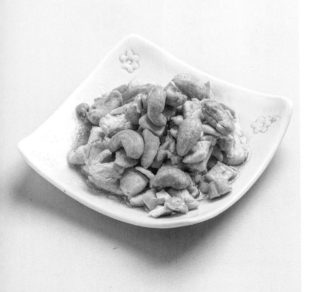

腰果鸡丁

材料　腰果30克，鸡胸肉150克。

调料　姜末、酱油、料酒、盐各适量。

做法

1 鸡胸肉洗净，切丁，加料酒抓匀，腌渍15分钟。

2 锅内倒油烧至七成热，加姜末炒香，倒入鸡丁翻炒，淋入适量酱油，放入腰果，翻炒均匀，用盐调味即可。

腰果用烤箱烤后更酥脆

腰果也可用烤箱稍加烘烤，酥脆又健康。油炸后的腰果热量特别高，糖尿病患者不要吃。

妊娠糖尿病

三餐饮食关键

1 注意热量需求。孕早期无须特别增加热量，孕中期、孕晚期可在怀孕前所需热量的基础上，每天分别增加 300 千卡、450 千卡。

2 减少精白米面，增加全谷物和杂豆的摄入，比如燕麦、荞麦、糙米、红豆、绿豆等，这些食物含有大量膳食纤维，可延缓餐后血糖升高速度。

3 尽量不吃甜食。蛋糕、甜面包以及甜饮料进食后容易使血糖迅速升高，尽量不吃。一些标注了"无糖"的食品，也不能任性得想吃多少就吃多少。

4 适当限制水果摄入量。每天不超过 200 克为宜，并且尽量选择含糖量低的苹果、草莓、猕猴桃、柚子等。最好将水果作为加餐，以免引起血糖大幅波动。

一日三餐搭配举例

总热量 1860 千卡

早餐（455 千卡）	午餐（617 千卡）	晚餐（563 千卡）

早餐（455 千卡）

全麦面包
183 千卡
2 片，72 克
（相当于全麦粉 48 克）

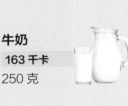

牛奶
163 千卡
250 克

蒜蓉生菜
26 千卡
生菜 150 克

加餐（83 千卡）

鸡蛋羹
鸡蛋 60 克

午餐（617 千卡）

二米饭
263 千卡
大米 50 克
小米 25 克

鱼头豆腐汤
258 千卡
鱼头 150 克
豆腐 100 克

虾皮炒小白菜
26 千卡
虾皮 3 克
小白菜 150 克

加餐（70 千卡）

酸奶
100 克

晚餐（563 千卡）

红豆饭
254 千卡
大米 50 克
红豆 25 克

青椒牛柳
120 千卡
牛里脊 75 克
柿子椒、红彩椒
各 50 克
干木耳 5 克

蒜蓉丝瓜
30 千卡
丝瓜 150 克

加餐（159 千卡）

牛奶燕麦粥
燕麦 25 克
牛奶 100 克

鱼头豆腐汤

材料 鱼头 450 克，豆腐 300 克。

调料 盐、葱段、姜片、料酒、胡椒粉
各适量。

做法 ....

1 鱼头洗净，从中间切开，用纸巾蘸干
鱼头表面的水；豆腐洗净，切大块。

2 锅中倒入油，待油烧至七成热时放入
鱼头，煎至两面金黄，盛出。

3 锅留底油，放入葱段、姜片爆香，放
入鱼头，加入料酒，倒入适量沸水没
过鱼头，大火煮开后转中火煮 15 分
钟，放入豆腐块，调入盐和胡椒粉，
继续煮 5 分钟即可。

热量 / 人
258 千卡

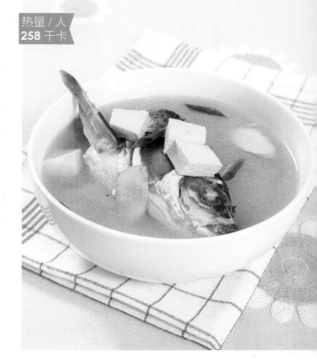

红豆饭

材料 大米 150 克，红豆 75 克。

做法 ....

1 大米淘洗干净，浸泡 30 分钟；红豆
洗净，浸泡 2~3 小时。

2 大米和浸泡好的红豆倒入电饭锅中，
加适量清水，盖上锅盖，按下"蒸饭"
键，至电饭锅提示米饭蒸好即可。

热量 / 人
254 千卡

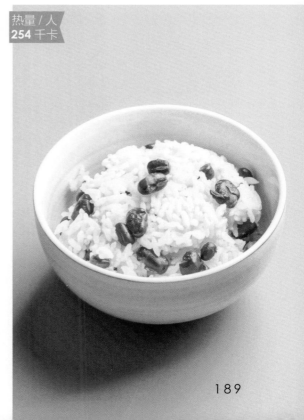

儿童糖尿病

三餐饮食关键

1 全天摄入热量可参照公式来计算。全天热量（千卡）=1000+ 年龄 × （70~100），<3 岁按 100，3~6 岁按 90，7~10 岁按 80，大于 10 岁按 70。

2 不过分限制碳水化合物的摄入量，一般推荐碳水化合物供能占总热量的 50% ~ 60%。可适当摄入粗粮（一般占总主食量的 30% 左右）。

3 每天蔬菜不少于 500 克，蔬菜宜选用含糖量少的黄瓜、菠菜、白菜、白萝卜等。每天低糖水果摄入 100 克左右。

4 蛋白质是儿童期生长发育必不可少的营养成分，按每千克体重来算。蛋白质供能一般占总热量的 15%~20%。建议优质蛋白质供给占总蛋白质的 1/3~1/2，包括鱼肉、瘦肉、奶制品、蛋类和大豆制品等。当患儿尿中出现蛋白时，应遵医嘱采取限制蛋白的饮食。

5 适当增加富含膳食纤维的食物，如玉米、高粱米、海带、红薯、黑芝麻等，烹调方法多样化，以提高患儿进食的兴趣。

6 对患儿的一些小要求不用太苛刻，比如多吃了 1 个鸡蛋，就少吃 50 克瘦肉，吃了 1 粒巧克力就少吃 1 个水果。只要总热量不超标，什么都可以尝一尝。

一日三餐搭配举例

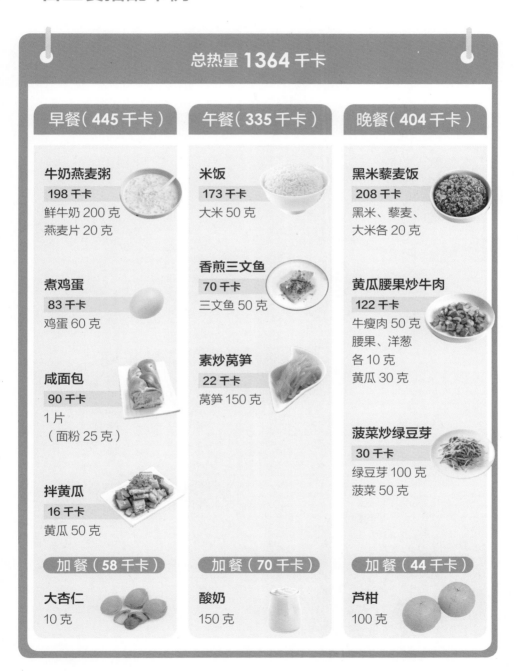

总热量 1364 千卡

早餐（445 千卡）

牛奶燕麦粥
198 千卡
鲜牛奶 200 克
燕麦片 20 克

煮鸡蛋
83 千卡
鸡蛋 60 克

咸面包
90 千卡
1 片
（面粉 25 克）

拌黄瓜
16 千卡
黄瓜 50 克

加餐（58 千卡）
大杏仁
10 克

午餐（335 千卡）

米饭
173 千卡
大米 50 克

香煎三文鱼
70 千卡
三文鱼 50 克

素炒莴笋
22 千卡
莴笋 150 克

加餐（70 千卡）
酸奶
150 克

晚餐（404 千卡）

黑米藜麦饭
208 千卡
黑米、藜麦、
大米各 20 克

黄瓜腰果炒牛肉
122 千卡
牛瘦肉 50 克
腰果、洋葱
各 10 克
黄瓜 30 克

菠菜炒绿豆芽
30 千卡
绿豆芽 100 克
菠菜 50 克

加餐（44 千卡）
芦柑
100 克

儿童的全天用油量 20 克，即 180 千卡。

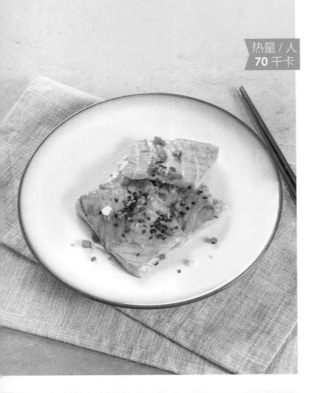

热量/人
70 千卡

香煎三文鱼

材料 三文鱼 150 克，熟黑芝麻少许。
调料 酱油 5 克，料酒适量，葱花少许。

做法

1 三文鱼洗净，切片，用料酒、酱油腌渍 30 分钟。

2 平底锅刷少许油，将腌渍好的三文鱼片放入锅中煎至两面金黄，撒上熟黑芝麻、葱花即可。

控糖、益智效果好
香煎三文鱼富含卵磷脂、$\omega-3$ 不饱和脂肪酸，不仅有助于延缓血糖上升速度，还对大脑发育有益。

热量/人
122 千卡

黄瓜腰果炒牛肉

材料 牛瘦肉 150 克，黄瓜 90 克，腰果、洋葱各 30 克。

调料 酱油、姜汁、蒜末各适量，盐 3 克。

做法

1 牛瘦肉洗净，切丁，用酱油、姜汁抓匀，腌渍 30 分钟；黄瓜、洋葱洗净，切丁。

2 锅内倒油烧热，炒香蒜末，放入牛肉丁翻炒，放入洋葱丁、黄瓜丁煸炒，倒入腰果，加盐调味即可。

控糖，助力成长
这道菜含有锌、铁、优质蛋白质等营养素，可以帮助调控血糖，还能促进儿童骨骼生长、预防贫血。

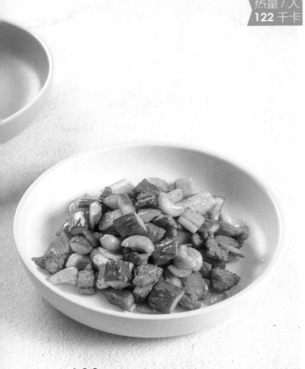